Anna Elisabeth Röcker

Yoga jeden Tag

Anna Elisabeth Röcker

YOGA JEDEN TAG

Energie für Körper, Geist und Seele

IRISIANA

Die Inhalte des Buches wurden von der Verfasserin nach bestem Wissen erstellt und mit größtmöglicher Sorgfalt geprüft. Sie bieten jedoch keinen Ersatz für eine kompetente medizinische Beratung. Weder Autorin noch Verlag können für eventuelle Nachteile oder Schäden, die aus den im Buch gegebenen Hinweisen resultieren, eine Haftung übernehmen.

Bibliografische Information der Deutschen Bibliothek:
Die Deutsche Bibliothek verzeichnet diese Publikation
in der Deutschen Nationalbibliografie; detaillierte bibliografische
Daten sind im Internet unter http://dnb.ddb.de abrufbar.

Umschlaggestaltung: Weiss / Zembsch / Partner, Werkstatt München
Cover und Fotos im Innenteil: Catherina Hess, Studio Yoveda, Schondorf
Satz: EDV-Fotosatz Huber/Verlagsservice G. Pfeifer, Germering
Druck und Bindung: Print Consult, Grünwald
Printed in Slovak Republic

ISBN 978-3-7205-5051-2

Vorwort

Liebe Leserinnen und Leser,

mit diesem Buch möchte ich Ihnen einen Yoga-Ratgeber an die Hand geben, mit dessen Hilfe Sie sich sowohl mit dieser wundervollen alten Weisheitslehre vertraut machen als auch ein eigenes tägliches Übungsprogramm erarbeiten können. Die einzelnen Körper- und Atemübungen werden Schritt für Schritt und leicht nachvollziehbar erklärt. Dabei finden Sie Hinweise auf deren Wirkung auf körperlicher, emotionaler und auch mentaler Ebene. Damit ist das Buch auch für fortgeschrittene Yoga-Übende geeignet, die ihre Kenntnisse vertiefen und neue Aspekte der jeweiligen Übungen kennenlernen wollen.

Im letzten Teil finden Sie Themen wie »Die heilenden Laute des Yoga« oder »Yoga und Musik«, die ebenfalls für Anfänger und fortgeschrittene Yogis geeignet sind.

Übrigens habe ich um der einfachen Lesbarkeit willen nur die männliche Form der Anrede gewählt, natürlich sind in jedem Fall weibliche und männliche Übende gemeint.

Inhaltsverzeichnis

Einleitung

Immer mehr Menschen erleben in unserer Zeit die wohltuende Wirkung des Yoga. Die Yoga-Praxis mit ihren vielfältigen Körper-, Atem-, Konzentrations- und Meditationsübungen ist längst zum wichtigen Bestandteil im Alltag vieler Menschen geworden. Die moderne Naturwissenschaft unterstützt dies, indem sie mit ihren immer feineren Messmethoden die positive Wirkung der Übungen auf das Nervensystem, das Immunsystem und auf die gesamte körperlich-seelische Gesundheit des Menschen nachweist. Kein anderes System verbindet Körper-, Atem-, Konzentrations- und Meditationsübungen in so genialer Weise und bietet damit auf allen Ebenen und für alle Bereiche des Lebens Entwicklungsmöglichkeiten und Strategien zur Problemlösung:

- *Yoga-Asanas* (Körperübungen) halten fit und beweglich. Mit den vielfältigen Yoga-Haltungen kann Problemen und Krankheiten vorgebeugt werden und können bestehende Symptome gelindert werden. Yoga-Übungen harmonisieren das Nervensystem und bauen Stress ab. In Verbindung mit speziellen Atemübungen schulen sie Wahrnehmung und Liebe für den eigenen Körper.
- Auf der *psychischen Ebene* unterstützt das ganze Spektrum von Übungen den positiven Umgang mit Ängsten, Sorgen, depressiven Verstimmungen und Trauer. Yoga-Übungen stärken Selbstbewusstsein und Selbstvertrauen.
- Auf der *mentalen Ebene* führen Yoga-Übungen zu einer Harmonisierung des Nervensystems, zur Beruhigung der ständigen Gedankenaktivität, zu einer verbesserten Konzentration und damit zu einem klaren und wachen Verstand.
- Die Beschäftigung mit den Weisheitsschriften des Yoga wirkt sich positiv auf den Geist aus. Um diese Schriften zu verstehen, müssen Verstand, logisches Denken und Intuition gleichermaßen eingesetzt werden. Sie helfen uns, das Leben und seine Geheimnisse besser zu verstehen und Vertrauen zu entwickeln in die kosmischen Gesetze.

Yoga jeden Tag bietet Ihnen praxiserprobte Anleitungen zu Übungen aus allen Bereichen des Yoga, um das Leben in seinem ganzen Reichtum zu entfalten. Jede Körperübung ist mit einem Hinweis versehen, wann sie sich besonders eignet und bei welchen Problemen Sie diese Übung eher vermeiden sollten. Ein nächstes Kapitel beschäftigt sich mit der Wirkung des Yoga auf Körper, Seele und Geist. Hier finden Sie einige Hinweise auf Erkenntnisse der modernen Gehirnforschung, die alte Yoga-Weisheiten in großem Umfang bestätigen.

Im anschließenden *Yoga-Special* werden Sonderthemen vorgestellt:

- *Yoga und Psyche* – mit konkreten Hinweisen zum Umgang mit Angst, mangelnder Abgrenzungsfähigkeit und weiteren wichtigen Themen.
- *Yoga Nidra* – eine Übungsmethode aus dem Tantra-Yoga. Yoga Nidra umfasst Tiefenentspannung, Energielenkung und eine Art innere Programmierung, mit deren Hilfe Ziele erreicht und der eigene Wille gestärkt werden kann.
- *Yoga und Musik* – mit Informationen über die Wirkung von Musik auf den Körper und über die Verbindung von Yoga und Musik.
- *Die heilenden Laute des Yoga* – die sieben vorgestellten Übungen stellen ein abgeschlossenes Yoga-Programm dar, das Sie ganz leicht in den Tagesablauf integrieren oder als Morgenritual gestalten können. Die Vibrationen, die durch die Laute in Verbindung mit den Übungen ausgelöst werden, sorgen dafür, dass Blockaden sofort aufgelöst werden, noch bevor sie zu einem belastenden Symptom führen.

Es ist empfehlenswert, zunächst das Buch als Ganzes zu lesen, bevor Sie einige Kapitel auswählen, die für Sie von besonderer Bedeutung sind.

Am Ende des Buches finden Sie das Kapitel *Yoga – jeden Tag*, in dem Sie ein Vier-Wochen-Programm für Anfänger finden und einige wertvolle Tipps für den Alltag.

Das Buch ist für Anfänger und fortgeschrittene Yogis gleichermaßen geeignet. Für Anfänger gilt allerdings, dass die qualifizierte Anleitung, die Sie in einem Yoga-Kurs erfahren, durch kein Buch zu ersetzen und anfangs meist notwendig ist. Sollten im Lauf Ihrer Übungspraxis größere körperliche oder emotionale Beschwerden auftreten, empfehle ich Ihnen dringend, therapeutische Hilfe zu suchen.

Die wichtigsten Voraussetzungen, die Sie mitbringen müssen, um eine »Yogini« oder ein »Yogi« zu werden, sind Freude, Geduld und Disziplin. Echte Freude und die damit verbundene Kreativität, sein Leben selbst zu gestalten, wird nur erreicht durch Akzeptanz von Grenzen und die Bereitschaft, sich auch einmal zu überwinden, statt vorschnell aufzugeben und sich einer anderen Beschäftigung zuzuwenden.

Die Philosophie des Yoga

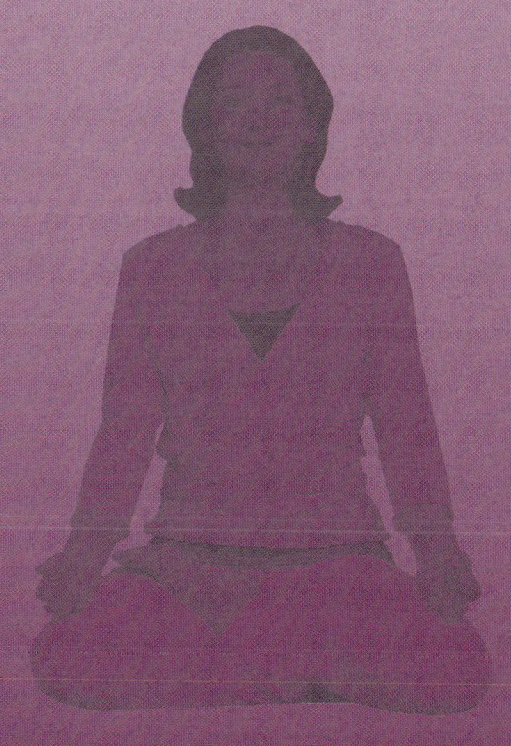

Die Philosophie des Yoga

O Gott, das Dasein beruht auf Stärke,
Mut und Energie.
O Mächtiger, Du bist die Stärke selbst.
Geh vorwärts, fürchte nichts, kämpfe.

Aus den Rigveda

Am besten lässt sich das Ziel des Yoga am Beispiel einer Parabel erklären, die in einer der großen Weisheitsschriften Indiens (in der *Katha Upanishad*) zu finden ist.

In dieser Geschichte gibt es eine Kutsche oder einen Wagen, zwei Pferde, die die Kutsche ziehen und einen Kutscher, der sie lenkt. Im Wagen sitzt ein Reisender, der ein bestimmtes Ziel anstrebt. Das Selbst des Menschen ist als dieser Reisende zu sehen, der Wagen oder die Kutsche ist unser Körper, die Pferde symbolisieren die nach außen gerichteten Sinne.

Wie es die Pferde ständig zu neuem Weideland zieht, werden wir angezogen von dem, was wir im Außen sehen. Wir entwickeln Gefühle und Wünsche, die uns in alle möglichen Richtungen ziehen. So besteht die Gefahr, dass wir immer mehr von unserem Weg abkommen. Der Kutscher oder Wagenlenker ist unser bewusstes Ich, die Zügel sind der Verstand. Die Aufgabe des Kutschers ist es, auf die Anweisungen des inneren Selbst zu hören, um zu wissen, wohin die Reise geht und um die Pferde in die notwendige Richtung lenken zu können.

Diese Geschichte entspricht der Vorstellung des Yoga, dass alles miteinander verbunden und aufeinander bezogen sein muss, wenn unser Leben gelingen soll. Was nützt es, wenn wir die Kutsche, sprich unseren Körper, in Ordnung halten, aber wenn die Pferde (unsere Gefühle) in verschiedene Richtungen ziehen oder gar nicht mehr zu bändigen sind. Das Töten der Pferde, unserer Trieb- und Gefühlsnatur, ist nicht die Lösung – wir müssen sie lenken. Das setzt allerdings voraus, dass der Kutscher (der bewusste Verstand) wach ist.

Er muss, nachdem er vom Reisenden (vom inneren Selbst) vernommen hat, wohin die Reise geht, die Zügel (die Willenskraft) in die Hand nehmen und das ganze Gefährt lenken. Diese Parabel zeigt, dass wir alles brauchen auf unserem

Lebensweg: einen gesunden Körper, vitale Triebe und Gefühle, einen klaren Verstand, Willenskraft und die Bereitschaft, auf die innere Führung zu hören.

Das Sanskrit-Wort *Yoga* bedeutet in der wörtlichen Übersetzung »Joch«. Ein Joch spannt zwei Tiere gemeinsam vor einen Wagen oder einen Pflug. Yoga bedeutet demnach, eine Verbindung herzustellen und sie auf dem Weg zu nutzen. Die schmerzliche Erfahrung, wenn die Verbindung verloren gegangen ist, kennt jeder. Schon wenn wir unter einer Grippe leiden, merken wir, wie schwer es ist, positive und ausgeglichene Gefühle zu entwickeln oder gar konstruktiv über etwas nachzudenken. Wenn uns der liebste Mensch verlassen hat, spüren wir eine bodenlose Einsamkeit, fühlen uns verloren und alleingelassen. In sehr schweren Lebenskrisen fühlen wir uns im wahrsten Sinne »von Gott und der Welt verlassen.«

Genau da liegt die Bedeutung des Yoga-Weges. Mit seiner Hilfe können wir in Verbindung bleiben, zunächst in unserem eigenen Körper, mit unseren Gefühlen und Gedanken. Aber es geht auch um die Verbindung mit der Welt und mit unserem göttlichen Ursprung. So entsteht eine Ruhe und Ausrichtung der Gedanken und Gefühle auf ein Ziel, die nichts mit Starre oder »Totenstille« zu tun hat. Es ist eine kraftvolle Ruhe, die Patanjali am Beginn seiner *Yoga-Sutras* beschreibt: »*Yoga ist das Zur-Ruhe-Kommen aller Aktivitäten*« und, wie Patanjali fortfährt: »*Dann ruht die Seele in sich selbst.*«

Für mich ist dieser Weg in seiner Komplexität einmalig. Dazu kommt, dass er mit jeder religiösen Überzeugung zu verbinden ist, ja die eigene Religiosität vertieft.

Die Wurzeln

Wollen wir verstehen, warum Yoga über Jahrtausende und über Kontinente hinweg wirksam ist, müssen wir uns ein wenig mit der langen Geschichte indischer Weisheit und Spiritualität beschäftigen, die zur Basis des Yoga wurde. So verstehen wir, dass es sich nicht um eine kurzlebige Modeerscheinung handelt, sondern um eine der ältesten Weisheitslehren der Welt.

Im Rahmen einer der großen frühen Völkerwanderungen, etwa um die Mitte des zweiten Jahrtausends vor Christus, wanderten die sogenannten Arier (Arya, »Edle«) vermutlich aus dem heutigen europäischen Kulturraum in Indien ein und eroberten große Teile Nordindiens. Ab dem zwölften beziehungsweise elften Jahrhundert vor unserer Zeitrechnung übernahmen sie die herrschende kulturelle Rolle in Indien, wobei sich ihre Kultur mit der dort bereits vorhandenen Kultur vermischte. Ihre religiösen Vorstellungen hielten die Arier in den sogenannten *Veden* oder *Veda* fest, Überlieferungen, nach denen auch diese historische Periode – die vedische Periode – benannt ist. Veda bedeutet übersetzt »Wissen«. Die Texte wurden in vedischem Sanskrit verfasst, dem ältesten Stadium der indo-arischen Sprachen, der kultischen Sprache des alten Indiens. Noch heute ist Sanskrit in Indien Gelehrtensprache sowie heilige Sprache der Brahmanen und spielt als solche auch im Yoga eine große Rolle.

Die Vedas im Überblick

Der *Rigveda* hat in der Hauptsache mit der Bedeutung des Daseins und des Beitrags des Menschen zur Welt zu tun. Er beinhaltet vor allem Formen des Gebets.

Der *Yajurveda* lehrt uns, das Universum zu beherrschen. Besonderes Gewicht wird auf das Opfer und die entsprechenden Opferrituale gelegt.

Der *Samaveda* handelt von Musik. Er lehrt uns, auf welche Weise Musik unser strebendes Bewusstsein in höhere Sphären erheben kann.

Der *Atharveda* handelt von Medizin und Wissenschaft. Er lehrt uns, die Geister der niederen Gottheiten zu beherrschen und zeigt auf, wie wir uns vor üblen Geistern und zerstörerischen Wesen schützen können.

Das vedische Gebot
- für den menschlichen Körper ist Reinheit – Reinheit innen und außen
- für das menschliche vitale Wesen ist Gewaltlosigkeit – gerade dadurch erhält der Mensch seine größte Gelegenheit zu fühlen, dass er einer großen Familie angehört: dem Universum
- für den menschlichen Verstand ist Wahrheit oder Wahrhaftigkeit – Wahrhaftigkeit allein kann zu einem Leben erleuchteter Göttlichkeit führen
- für das menschliche Herz ist Hingabe an den Höchsten.

Die *Upanishaden* (Sanskrit »vertrauliche Belehrung«), deren älteste auf das sechste oder sogar siebte Jahrhundert vor Christus zurückgehen, stellen den letzten Abschnitt der vedischen Literatur dar. Sie bilden den spirituellen und philosophischen Höhepunkt des alten Indiens. Von ihrem geistigen Reichtum lebte die indische Spiritualität und Philosophie der Folgezeit bis in unsere Jahrhunderte. Die upanishadischen Lehren sprechen vor allem von einer unerschrockenen Haltung, mit der das Leben zu bewältigen ist.

Das Wesentliche des upanishadischen Denkens fasst die *Bhagavad Gita* in einem geschlossenen System zusammen. Die Bhagavad Gita, in der die verschiedenen Yoga-Wege zum ersten Mal beschrieben wurden, steht außerhalb des eigentlichen vedischen Schrifttums. Sie gehört formal zum sechsten Buch der *Mahabarata*, dem bekanntesten indischen Epenkreis (in unserer Kultur vergleichbar mit der Edda). Es wird die Geschichte eines Kampfes zwischen rechtmäßigen und unrechtmäßigen mythischen Prinzen beschrieben. Beide Parteien können sich dazu einen Beistand aussuchen. Arjuna wählt für seine Familie der rechtmäßigen Söhne Krishna, eine Inkarnation des Gottes Vishnu, die andere Seite wählt eine schlagkräftige Streitmacht. Als Arjuna seine Verwandten, Lehrer und Freunde vor sich in den Reihen der Feinde erblickt, zögert er gegen sie vorzugehen, wird unschlüssig und kleinmütig. Darauf folgt eine Belehrung durch Krishna, der ihn an seine Pflicht als Krieger erinnert und ihm die Philosophie des Handelns darlegt.

Die entsprechenden Deutungen dieses Werks weisen darauf hin, dass es hier weniger um einen äußeren als um einen inneren Kampf geht. Die vertrauten Verwandten sind all die Anteile, denen wir uns nicht stellen wollen – die bequemen vertrauten Muster, die wir nicht aufgeben wollen. Das Ziel des Yoga ist die Freiheit und die Erkenntnis, dass wir uns die eigenen »Gefängnisse« und Bindungen, die eigenen Ängste und Widerstände immer selbst schaffen. Die verschiedenen Yoga-Wege, die über reine Liebe, absichtsloses Tun oder reine Erkenntnis zu diesem Ziel führen, sollen nach der eigenen Veranlagung gewählt werden.

Yoga-Wege

Bhakti-Yoga

Der Bhakti-Yogi sieht seine Entwicklungsaufgabe darin, sich der Liebe zu aller Kreatur bedingungslos und rückhaltlos hinzugeben. Er braucht kein Ritual, kein

Gottesbild, keine Tempel und keine Schriften, alle Begrenzungen und Bindungen fallen in der glühenden Liebe zu Gott. Damit überwindet er jede Angst.

Bhakti-Yoga, der Yoga der bedingungslosen Liebe, wird als die zuverlässigste und wirkungsvollste Form der Entwicklung angesehen, aber gleichzeitig auch als die schwierigste. Einer der bekanntesten Bhakti-Yogis ist *Sri Ramaskrishna*. Vergleichbare Arten der mystischen Frömmigkeit finden wir auch in unserem Kulturkreis, zum Beispiel bei Franz von Assisi, der die Liebe für die wichtigste Qualität des Menschen hielt.

Hatha-Yoga

ist die Bezeichnung für den auf den Körper ausgerichteten Weg. Die häufigste Übersetzung von *Hatha* heißt *ha* »Sonne« und *tha* »Mond«. Die Verbindung von Sonne und Mond, von männlicher und weiblicher Energie, Aktivität und Passivität ist eines der wesentlichen Ziele des Yoga. Der Körper soll gereinigt, von Stauungen befreit und harmonisiert werden. So soll der Geist freier werden und Klarheit und Erkenntnis finden können. Die Erweiterung des Bewusstseins wird in diesem Yoga-Weg über den Körper verwirklicht. In der Form, in der wir Hatha-Yoga heute kennen, geht er auf die sogenannte *Hatha-Yoga-Pradipika* zurück, eine Schrift, die vermutlich aus dem 15./16. Jahrhundert stammt. Viele moderne Yoga-Richtungen haben sich aus dem Hatha-Yoga entwickelt, wie beispielsweise die Yoga-Richtung von *Belur Krishnamachar Sundararaja Iyengar*.

Jnana-Yoga

Diesen Yoga-Weg hat *Swami Vivekananda* (1863 bis 1903) in seinen Schriften ausführlich dargelegt. Wer reine Erkenntnis über das Sein gewinnen will, braucht eine intensive Vorbereitung: Konzentration, Unbeeinflussbarkeit durch äußere Dinge, einen festen Glauben und ununterbrochene Übung, um das Denken zu beherrschen. Als weitere Voraussetzung für diesen Weg nennt Vivekananda das intensive Verlangen nach Freiheit. Um sich aus den Verstrickungen des Lebens zu befreien, ist es notwendig, das Vergängliche vom Unvergänglichen zu unterscheiden und zum wahren Kern der Existenz vorzudringen.

Karma-Yoga

Karma-Yoga ist der Weg des rechten Handelns. Auch diese Yoga-Form wird in der *Bhagavad Gita* angesprochen. Der Karma-Yogi soll seine Arbeit verrichten, ohne sich um Erfolg oder Misserfolg, um Anerkennung oder Ablehnung zu kümmern. Sein Tun entsteht aus dem Wissen um das Karma, das heißt aus dem Wissen von Ursache und Wirkung. Die Verbindung dieses Wissens mit dem daraus entstehenden richtigen Handeln führt zur Vollendung. Egoistisches Handeln, beispielsweise um des eigenen Vorteils oder um irgendeiner Anerkennung willen, macht den Menschen unfrei und bindet ihn an ein negatives Karma.

Raja-Yoga

Im Wesentlichen wurde der Raja-Yoga-Weg von Patanjali in seinem Achtstufigen Yoga-Pfad dargestellt. Der Raja-Yogi läutert sich durch gesunde Ernährung, Körper- und Atemübungen. Er übt Selbstbeherrschung, vor allem in seinem Denken und seinen Gefühlen. Er braucht eine gewaltige Willenskraft, um alles in ihm – alle Wünsche, Begierden, körperlichen Neigungen – zu Dienern und nicht zu Herren zu machen. Nur so gelangt er zu Gleichmut, der ihn von allen Bindungen befreit. Ein Vertreter dieses Weges war der indische Arzt *Selvarjan Yesudian*.

Tantra-Yoga

Tantra bedeutet »Gewebe« und meint die enge Verbindung alles Existierenden; alles ist wie in einem Gewebe miteinander verwoben. Der Tantrismus, der sich etwa im siebten Jahrhundert nach Christus entwickelte, empfiehlt die Hinwendung zur Welt, weil der Mensch durch die Natur hindurchgehen müsse und nicht sich von ihr abkehren, wenn er in Kontakt mit dem Überirdischen kommen will. Entwicklung wird nicht durch den Kampf gegen die eigene Natur erreicht, sondern durch das Akzeptieren dieser kreatürlichen Anlage. Der menschliche Körper ist für den Tantriker nicht mehr in erster Linie Quelle von Leid, sondern ein wertvolles »Gefährt«. Die menschliche Vereinigung wird zum Symbol der Vereinigung mit dem Göttlichen.

Der Achtstufige Pfad des Patanjali

Die Beschreibung dieser acht Stufen des Yoga (*Ashtanga*) befindet sich im zweiten Buch der *Yoga-Sutras* (*Sutra* heißt »Faden, Leitfaden«), das zwischen 100 vor und 100 nach Christus von einem indischen Gelehrten namens Patanjali verfasst worden sein soll. Über sein Leben ist nichts bekannt – nicht einmal, ob es sich bei Patanjali tatsächlich um eine historische Persönlichkeit handelt, ist gesichert.

Mit den 195 stichwortartigen Sutras beginnt die »Klassische Yoga-Tradition«. Die Stufen vier bis acht sind bereits in den ältesten *Upanishaden*-Texten enthalten. Die Stufen eins bis drei wurden offensichtlich von Patanjali neu hinzugefügt.

Die acht Stufen im Einzelnen	
1. *Yama*	Allgemeine Verhaltensregeln im Umgang mit Anderen
2. *Niyama*	Selbstdisziplin
3. *Asanas*	Körperübungen
4. *Pranayama*	Atemübungen
5. *Pratyahara*	Zurückziehen der Sinne von den Objekten
6. *Dharana*	Konzentration und Meditation
7. *Dhyana*	Erlebnis der Einheit
8. *Samadhi*	Erlebnis des Einsseins

1. Stufe – *Yama*

Einschränkung, Zurückhaltung, Enthaltsamkeit im Umgang mit Anderen

Gewaltlosigkeit (*Ahimsa*): Der Gewaltverzicht kann viele Formen haben. Auf jeder neuen Bewusstseinsstufe gewinnt der Mensch neue Einsichten, verfeinert sich seine Wahrnehmung. Gewaltverzicht kann bedeuten, keinen anderen Menschen umzubringen oder auch kein Tier zu töten und kein Fleisch zu essen. Auch Gewaltverzicht in Gedanken und Worten gegen Menschen und Dinge gehört in diesen Bereich.

Wahrhaftigkeit (*Satya*): Nicht zu lügen heißt in erster Linie sich selbst, seinem höheren Selbst, treu zu bleiben. Satya umfasst damit Wahrhaftigkeit gegenüber sich selbst und Anderen.

Nicht-Stehlen (*Asteya*): Dies bezieht sich auf materielles und geistiges Eigentum eines anderen Menschen. Auch der Umgang mit Ressourcen (wie zum Beispiel Wasser), die der ganzen Menschheit gehören, ist hiervon betroffen.

Enthaltung von der Sinnlichkeit (*Brahmacharya*): Empfohlen wird hier eine »spirituelle Lebensführung«, manchmal übersetzt als Mäßigung in der Sinnlichkeit oder verantwortlicher Umgang mit Sinnlichkeit.

Nicht-Horten (*Aparigraha*): Wörtlich übersetzt heißt es statt Horten »nach allen Seiten greifen«. Die Gier ist eines der Grundübel, das die Menschen zu Sklaven des Objektes der Begierde macht. Frei zu werden von Gier heißt frei zu werden von Abhängigkeit.

2. Stufe – *Niyama*
Empfehlungen für die persönliche Lebensgestaltung

Reinheit (*Saucha*): Gemeint ist Reinheit des Körpers durch Waschungen, gesunde Ernährung, Entschlackung et cetera sowie Reinheit im emotionalen Bereich und im Denken.

Zufriedenheit (*Samtosha*): Zufriedenheit ist Folge des Nicht-Haben- und Nicht-Horten-Wollens. Der Zufriedene strebt nicht nach außen, sucht seine Erfüllung nicht im Anderen.

Tapas: Tapas bezeichnet den brennenden Wunsch und die entsprechende Willenskraft, um sein Ziel zu erreichen (zum Beispiel auch um den Yoga-Weg zu gehen).

Selbststudium (*Swadhyaya*): Swadhyaya bezeichnet Selbsterkenntnis durch die aufmerksame Betrachtung der eigenen Verhaltensweisen. Die alten Weisheitsschriften helfen uns dabei, die Wahrheit zu erkennen.

Hingabe an ein Ideal (*Ishwara Pranidhana*): Diese Hingabe an das Höchste, an Gott, folgt im Verständnis der Patanjali-Sutra ganz natürlich für denjenigen, der diesen Weg geht.

3. Stufe – *Asanas*
Körperhaltungen

4. Stufe – *Pranayama*
Atemkontrolle, Lenkung und Rhythmisierung des Atems

5. Stufe – *Pratyahara*
Zurückziehen der Sinne als Vorbereitung auf die Konzentration

6. Stufe – *Dharana*
Konzentration

7. Stufe – *Dhyana*
Meditation

8. Stufe – *Samadhi*
Erfahrung der Einheit mit Allem

Asanas – die Körperübungen

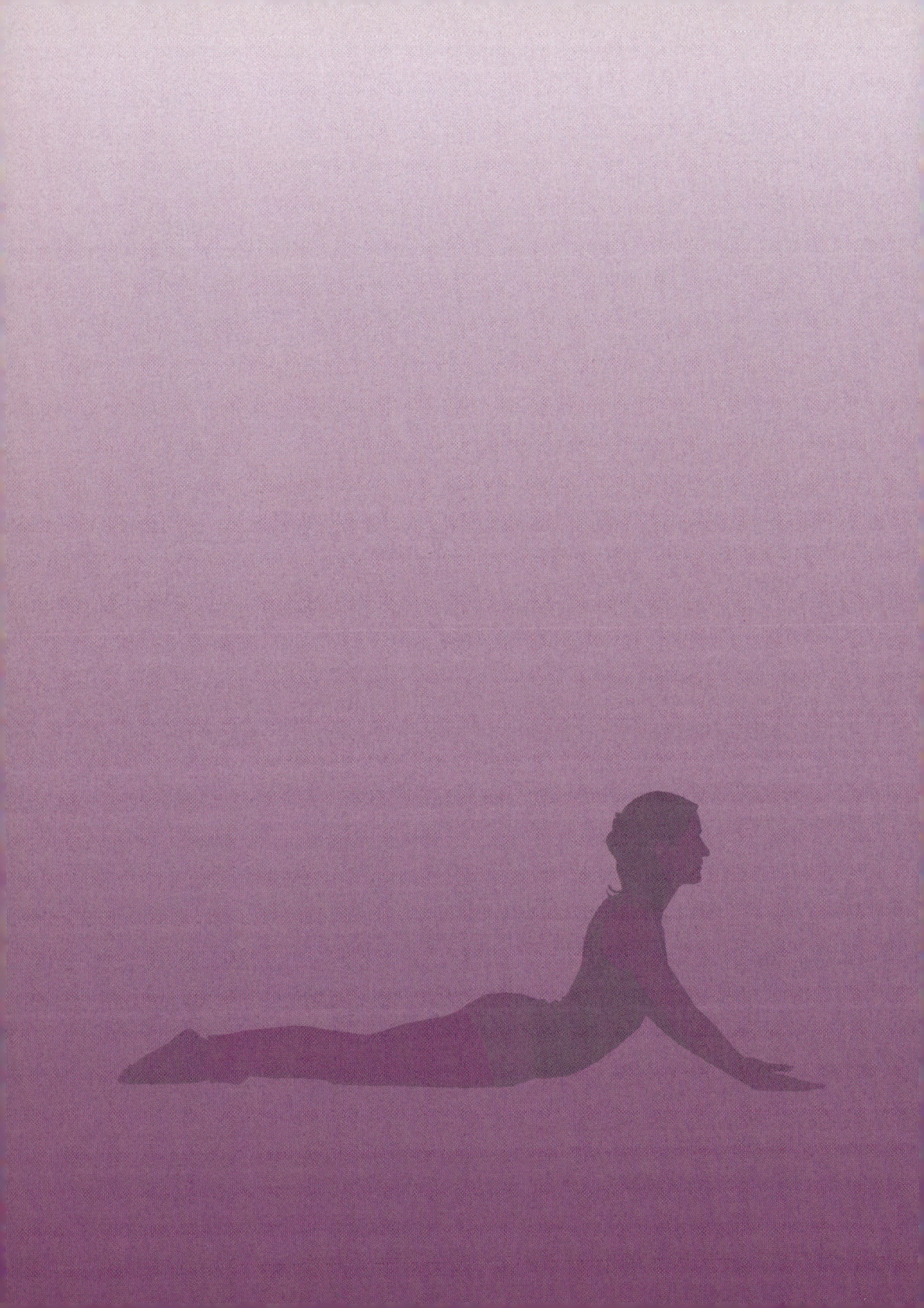

Asanas – die Körperübungen

*Asana machen stark, befreien
von Krankheiten und machen die
Glieder geschmeidig.*
Hatha Yoga Pradipika

Die wörtliche Übersetzung des Sanskrit-Begriffs *Asanas* lautet »fester stabiler Sitz«, die yogischen Körperübungen umfassen allerdings weit mehr als nur Sitzhaltungen wie zum Beispiel den Lotussitz. In der *Hatha-Yoga-Pradipika* sind 84 Übungsgruppen zusammengefasst (man geht davon aus, dass es mehrere Tausend Übungen gab). Die Bezeichnungen der Asanas stammen aus dem alltäglichen Leben (beispielsweise Pflug, Rad, Berg oder Dreieck), aus dem Tier- und Pflanzenreich (Kobra, Löwe, Baum oder Lotusblüte), oder sie bezeichnen Körperbewegungen (Vorbeuge, Seitwärtsbeuge und Ähnliches).

Die Asanas dienen auf vielfältige Weise der Erhaltung beziehungsweise Wiedererlangung der Gesundheit. Mit ihrer Hilfe soll der Körper gesund und stabil bleiben und damit die bestmögliche Voraussetzung für Konzentration und Meditation geschaffen werden. Ein wichtiges Ziel der Übungen ist es, die vielen körperlichen Rhythmen wie beispielsweise Atmung, Herzschlag, Blutdruck oder das Zusammenspiel der anregenden und beruhigenden Anteile des autonomen Nervensystems in Balance zu halten oder zu bringen.

Grundprinzipien der Asanas

Asanas basieren auf drei Grundprinzipien, die sie von gymnastischen Übungen unterscheiden:

Prinzip 1: Körperwahrnehmung
Jede Übung beginnt mit der achtsamen Wahrnehmung des eigenen Körpers in der jeweiligen Ausgangslage (Stehen, Liegen oder Sitzen). Durch das achtsame Nachfühlen, wo und wie die Schwerkraft auf den Körper wirkt und wo sich Verspan-

nungen oder Erschlaffung zeigen, wird ein mechanisches Ausführen der Übung vermieden.

Am Beispiel der Standhaltung (Tadasana) lässt sich das gut erklären. Wenn Sie aufrecht stehen und Ihr Körpergewicht auf beiden Füßen gleichmäßig verteilt ist, können Sie durch die ganze Körperachse hindurch – vom Scheitel bis zu den Füßen – die Wirkung der Schwerkraft spüren. Wenn Sie diese nutzen und Ihre Füße fest im Boden verankern, ohne die aufrechte Haltung aufzugeben, werden Sie spüren, dass sich Ihre Schultern automatisch entspannen.

Wie bei einem Baum wird der Stamm erst dann beweglich, wenn eine gute Verwurzelung erfolgt ist. Erst dann können sich Äste und Zweige ausbreiten und erst dann kann der Baum dem Sturm standhalten. Der Stamm entspricht der menschlichen Wirbelsäule, die fest und gleichzeitig beweglich sein muss. Ihr gilt das Augenmerk bei fast allen Yoga-Übungen, da alle Körperfunktionen und alle Bewegungen von der Gesundheit der Rückenmarksnerven abhängen, die zwischen den einzelnen Wirbeln heraustreten.

Lassen Sie, um den Unterschied zu spüren, Ihr Brustbein einsinken und die Schultern nach vorne hängen. Sie werden wahrnehmen, dass Sie jetzt die Schwerkraft als Last empfinden, welche Sie nach unten drückt. Ist Ihre Körperachse hingegen bis hinauf zum Scheitel aufgerichtet, können sich nicht nur die Schultern lockern, sondern auch die Unterarme und Hände.

Prinzip 2: Verbindung mit dem Atem

Wenn Sie in dieser Weise Ihren Körper wahrnehmen, werden Sie wie von selbst zum Atem gelenkt. Sie können spüren, wie und wo in Ihrem Körper der Atem fließt. Bewusstes und tiefes Atmen stabilisiert die Haltung und auch die Verbindung zur Erde.

Sie können auf diese Weise alle Übungen intensivieren, wenn Sie beispielsweise den Atem in den gedehnten Körperbereich lenken. Die bewusste Verbindung mit dem Atem erleichtert schwierige und anstrengende Körperhaltungen, wirkt – zum Beispiel bei Gleichgewichtsübungen – stabilisierend und hilft, länger in einer Haltung zu bleiben. Der Atem trägt dazu bei, sich an der richtigen Stelle der Schwerkraft zu überlassen.

Wieder möchte ich Ihnen das am Beispiel der einfachen Standhaltung aufzeigen: Stehen Sie aufrecht, das Gewicht gleichmäßig auf beiden Füßen verteilt, die Wirbelsäule ist aufgerichtet, die Schultern sind locker. Atmen Sie zunächst aus und stellen Sie sich vor, dass sie sich in den Schultern entspannen und den Weg des Ausatmens bis in die Füße verfolgen. Die Füße stehen dadurch noch fester auf dem Boden. Atmen Sie in Ihrer Vorstellung an der Körpersäule entlang nach oben bis zum Scheitel ein, ohne die Verwurzelung der Füße aufzugeben. So ausgespannt zwischen Erde und Himmel kann der Atem den ganzen Körper füllen.

Gleichzeitig lässt bewusstes Ein- und Ausatmen ein Gefühl von Weite und Offenheit entstehen und verbindet uns mit den feinstofflichen, nichtsichtbaren Ebenen des Lebens, so wie der Atem selbst ja nicht sichtbar ist.

Prinzip 3: Energielenkung

Energie folgt der Aufmerksamkeit. Wenn Sie diesen Lehrsatz nachprüfen möchten, heben Sie mehrmals mechanisch einen Arm. Führen Sie dann die gleiche Bewegung aus, indem Sie mit Ihrer Aufmerksamkeit der Bewegung folgen. Vermutlich werden Sie wahrnehmen, wie sich durch ein einfaches Heben des Arms Ihr Brustkorb weitet und Sie sich in den Raum hinein »ausdehnen«. Wahrscheinlich werden Sie anschließend einen deutlichen Unterschied in Ihrem Arm oder sogar in der ganzen Körperseite wahrnehmen.

Jede Körperbewegung, die mit Achtsamkeit, geistiger Wachheit und in Verbindung mit bewusster Atmung ausgeführt wird, bringt ein Gefühl der Lebendigkeit mit sich und wirkt deutlich kraftvoller und kraftspendender als eine rein mechanische Bewegung. Je länger Sie Yoga üben, umso leichter wird es Ihnen fallen, die Übungen in dieser Weise auszuführen. Ich möchte diesen Vorgang am Beispiel einer Übung beschreiben, die als »Kobra« bezeichnet wird (siehe Seite 88).

Dabei wird aus der Bauchlage heraus der Oberkörper gehoben und der Blick konzentriert nach vorne und oben gerichtet. Das Vorbild für diese Haltung ist eine Schlange, die sich nur dann aufrichtet, wenn – wie im Falle von Gefahr – höchste Konzentration notwendig ist. Wenn Sie diese Übung nur mechanisch ausführen, werden Sie die Wirkung weniger spüren, als wenn Sie das Aufrichten des Oberkörpers mit Konzentration und höchster Wachsamkeit ausführen.

Was Sie für Ihre Yoga-Praxis brauchen

Für Ihre täglichen Yoga-Übungen sollten Sie verschiedene Dinge zur Verfügung haben:

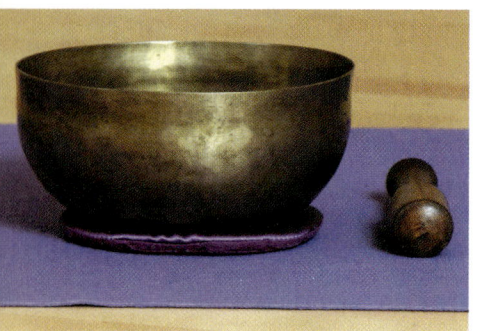

- eine rutschfeste Matte und/oder eine weiche Matte, beispielsweise für Entspannungsübungen oder Yoga Nidra
- ein Sitzkissen oder Bänkchen
- eine Decke
- bequeme Yoga-Kleidung
- ein flaches Kissen, das Sie zum Beispiel bei der Kobra unter den Bauch oder bei der Entspannungshaltung unter den Kopf legen können.

Zusätzlich sind empfehlenswert:

- ein Gurt, um die Übungen zu erleichtern bzw. besser erlernen zu können
- eine Klangschale, um sich auf Konzentration und Meditation einzustimmen
- eine Kerze, eventuell ein meditatives Bild und/oder eine Blume, um den Yoga-platz zu schmücken
- eine Teeuhr, um Zeiten für Konzentration und Meditation planen zu können.

Die beste Zeit zum Üben

- Üben Sie vor oder mindestens zwei Stunden nach einer Mahlzeit.
- Am frühen Morgen – erwärmen Sie Ihren Körper vorher beispielsweise mit einer heiß-kalten Wechseldusche, um die Muskulatur geschmeidiger zu machen. Beginnen Sie mit sanften Dehnübungen, schließen Sie dynamische Körper- und Atemübungen an und beenden Sie den Übungszyklus mit einer kurzen meditativen Einstimmung auf den Tag.
- Am Abend – beginnen Sie mit einer ausgiebigen Entspannung, um die Anspannung des Tages loslassen zu können. Nach den Atem- und Körperübungen bereiten Sie sich mit einer längeren Meditation oder Yoga-Nidra-Übung auf die Nacht vor.

Die Übungen – richtig gemacht

Jede Yoga-Übung besteht aus mehreren Phasen, die einander immer in der gleichen Reihenfolge ablösen:

- das Einnehmen der Haltung
- das Verharren in der Haltung, das so lange dauern sollte, wie Sie die Übung sicher und angenehm halten können
- die Auflösung der Haltung
- die anschließende Entspannungshaltung, die umso länger dauern sollte, je länger Sie in der Haltung verharrt sind.

Üben Sie langsam und sorgfältig, spüren Sie Ihre eigenen Grenzen, ertasten Sie diese Grenzen mit dem Atem. Lassen Sie mit dem Ausatmen unnötige Spannung im Körper los.

Gehen Sie nicht gewaltsam über ihre Schmerzgrenze, vor allem dann nicht, wenn Sie sonst eher dazu neigen, sehr leistungsbezogen zu sein. Im Yoga sollten die Grenzen zwar auch durch den Einsatz des Willens, aber vor allem durch Hingabe und Loslassen erweitert werden.

Jede Übung wird grundsätzlich zu beiden Seiten durchgeführt. Sie intensivieren die Wirkung der Übung, wenn Sie kurz beide Seiten vergleichen, bevor Sie zur anderen Seite wechseln. In der Regel sollten die Übungen mit der rechten Seite begonnen werden (Sie finden bei jeder Übung noch einmal einen Hinweis, Ausnahmen sind ebenfalls beschrieben).

Bei den meisten Übungen ist keine bestimmte Zeit angegeben. Halten Sie die Übung, solange es Ihnen angenehm ist, jedoch mindestens drei bis fünf Atemzüge lang. Am Anfang empfiehlt es sich, die Atemzüge zu zählen – so wissen Sie zum Beispiel, ob Sie die Übung auf jeder Seite gleich lange gehalten haben. Wiederholen Sie die Übungen ein zweites Mal, vor allem dann, wenn es Ihnen anfangs schwerfällt, sie über einen längeren Zeitraum zu halten.

Bei den meisten Übungen finden Sie einen Vorschlag, wie Sie die Übung intensivieren oder erleichtern können. Bei einigen Übungen fehlen diese Hinweise, weil es keine konkreten Vorschläge dazu gibt. Grundsätzlich können Sie jedoch Übungen intensiver gestalten, wenn Sie den Zeitraum der Übung ausdehnen, d.h., wenn Sie die Übung über mehrere Atemzüge halten, beziehungsweise mit mehr Konzentration und Atemlenkung üben.

Lesen Sie unbedingt die Kapitel zu Entspannung und Atmung (siehe Seite 36f.) durch, bevor Sie mit dem Üben beginnen. Sie finden hier genaue Anweisungen, wie Sie das Ein- und Ausatmen mit den jeweiligen Asanas verbinden können.

Betrachten Sie die entsprechende Yoga-Übung (falls mehrere Versionen angegeben sind, beginnen Sie mit der ersten). Schließen Sie die Augen und lassen Sie die Übung vor Ihren inneren Augen entstehen. Nehmen Sie die entsprechende Haltung ein. Spüren Sie mit geschlossenen Augen nach und lassen Sie das Bild noch einmal nachwirken.

Mit Affirmationen üben

Mithilfe von Affirmationen (übersetzt »Bejahung« oder »positive Selbstbestätigung«) können Sie den Energiefluss intensivieren. Mit einer Affirmation bekräftigen Sie die Wirkung der Übung, Sie bestätigen eine entsprechende Qualität, wie beispielsweise Ruhe oder Kraft. Auch wenn Sie das Gefühl haben, dass Sie zum Beispiel gar nicht ruhig sind, verfügen Sie doch über dieses Ruhepotenzial – es ist Ihnen vielleicht im Augenblick nur nicht zugänglich. In einigen Yoga-Schulen werden Affirmationen sowohl bei den Asanas als auch bei Pranayama- und Konzentrationsübungen verwendet.

- Sie finden bei jeder Übung eine Affirmation, die Sie einmal oder mehrere Male wiederholen können.
- Sie können eigene Affirmationen entwickeln, die nach Ihrem Empfinden zur Übung passen.
- Bleiben Sie möglichst über einen längeren Zeitraum (mehrere Wochen oder Monate) bei der gleichen Formulierung, so verstärken sich die Worte vor allem in ihrer Wirkung auf das Unbewusste.

Wann Sie nicht oder nur sehr vorsichtig üben sollten

Sie finden bei einzelnen Asanas Hinweise darauf, wann diese Übung besonders vorsichtig oder gar nicht durchgeführt werden sollte. Hier einige allgemeine Regeln, die immer gelten:

- Sollten Sie unter starken körperlichen Beschwerden leiden, empfiehlt es sich, zumindest am Anfang nur unter Anleitung von erfahrenen Lehrern zu üben. Wenn Sie sich unsicher fühlen, ziehen Sie entsprechende Therapeuten zurate.
- Während eines akuten Infekts sollten Sie auf Körperübungen verzichten und sich auf leichte Atem- und/oder Meditationsübungen beschränken.
- Während der Menstruation sollte beispielsweise auf Umkehrübungen verzichtet werden, allerdings könnten leichte Yoga-Haltungen und/oder Konzentrations- und Meditationsübungen sehr hilfreich sein, zum Beispiel um mögliche Beschwerden zu lindern.
- Im Falle einer Schwangerschaft rate ich vor allem Anfängerinnen davon ab, ohne entsprechende Anleitung zu üben – das gilt auch für Fortgeschrittene.

Yoga und Beckenboden

Ein kräftiger und gleichzeitig flexibler Beckenboden ist für Frauen und Männer gleichermaßen wichtig. Er trägt nicht nur zu einer Stabilisierung des Beckens und seiner Organe bei, sondern unterstützt die Aufrichtung der Wirbelsäule. Für die Yoga-Asanas ist er deshalb von besonderer Bedeutung. Im Rahmen dieses Buches kann nur kurz auf diesen speziellen Bereich eingegangen werden. In der Literaturliste finden Sie weiterführende Informationen dazu.

Der Beckenboden, der das knöcherne Becken nach unten abschließt, besteht aus mehreren übereinanderliegenden Muskelschichten. Die jeweiligen Muskelfasern verlaufen gitterförmig, sodass eine tragfähige Struktur entsteht. Sie können sich also auf Ihren Beckenboden verlassen!

Anatomisch unterscheidet sich der männliche Beckenboden natürlich etwas vom weiblichen, unter anderem durch seine kräftigere Muskulatur. Im Prinzip hat der männliche Beckenboden die gleiche Aufgabe wie der weibliche. Besonders wichtig wird er beispielsweise nach einer Prostataoperation, da er bestimmte Funktionen der Blase übernehmen kann.

Die drei Schichten des Beckenbodens

Die *untere Schicht* der dreiteiligen Beckenbodenmuskulatur liegt direkt unter der Haut und sieht aus wie eine liegende Acht. Im vorderen Teil dieser liegenden Acht befinden sich bei der Frau Klitoris, Harnröhrenöffnung und Scheide, beim Mann der Penisansatz und der Harnröhrendurchtritt. Im hinteren Teil der Acht liegt der After. Ein dritter Muskelstrang ist der ringförmige Afterschließmuskel, der für Verschluss und Öffnung des Enddarms zuständig ist.

Die *mittlere Schicht* des Beckenbodens besteht aus quer verlaufender Muskulatur, die von der rechten zur linken Innenseite des knöchernen Beckens verläuft und mit den anderen Schichten verbunden ist. Ein Teil dieser Muskulatur verbindet die beiden Sitzknochen miteinander. Die mittlere Schicht trägt die inneren Organe und stabilisiert Becken, Hüftgelenke und Wirbelsäule.

Die *innere Schicht* schließlich ist sehr komplex: Sie besteht aus einer fächerförmigen Muskelplatte und aus zwei Muskelpaaren. Der fächerförmige Muskel ist an den Innenseiten des kleinen Beckens auf der Höhe des Oberschenkelgelenks befestigt und bündelt sich zum Steißbein hin. Wie eine Schale liegt diese Beckenbodenschicht im knöchernen Beckenring. Bei einer Anspannung dieser Muskelschicht wird das Steißbein etwas nach unten und vorne gezogen. Dabei richtet sich das Becken auf und kommt in die anatomisch korrekte Lage.

Übungen für den Beckenboden

Beckenboden-Tipps fürs Yoga

- Führen Sie die Yoga-Übungen mit »Beckenboden-Bewusstsein« aus. So vermeiden Sie ein Ausweichen ins Hohlkreuz und damit eine übermäßige Belastung der Lendenwirbelsäule und des unteren Rückens. Mit aktiviertem Beckenboden stehen Sie stabiler und können das Gleichgewicht besser halten.
- Achten Sie grundsätzlich darauf, dass Sie die Beckenbodenmuskeln etwa genauso lang entspannen, wie sie angespannt werden.
- Aktivieren Sie den Beckenboden (das heißt, spannen Sie die Muskeln an) in der letzten Phase der Einatmung und halten Sie die Spannung während der Atempause. Mit dem Ausatmen lösen Sie die Muskelspannung.
- Dehnen Sie in Ihrer Vorstellung mit der Aktivierung des Beckenbodens den Scheitel nach oben. Auf diese Weise intensivieren Sie die Aufrichtung der Wirbelsäule.

Übung I für die untere Beckenbodenschicht
Halten Sie beim Urinieren den Harnstrahl mehrmals hintereinander kurz an. So spüren Sie den vorderen Teil der Muskeln in Aktion. Wenn Sie den Afterschließmuskel an- und entspannen, lernen Sie die hinteren Muskeln kennen.

Übung II für die untere Beckenbodenschicht
Setzen Sie sich mit gekreuzten Beinen aufrecht hin. Ziehen Sie die Fersen so nahe wie möglich zum Schambein heran. Spannen Sie den ringförmigen Aftermuskel kraftvoll an, das führt zu einer Kontraktion der gesamten Beckenbodenmuskulatur. Der Beckenboden scheint sich zu heben.

Die Anspannung erfolgt während des Einatmens, wird in der Pause mit voller Lunge gehalten und wird erst im letzten Drittel der Ausatmung gelöst. Die Gesäßmuskeln sollten dabei ganz locker bleiben, um den Energiefluss nicht zu behindern.

Achtung: Führen Sie diese Übung nicht bei einer akuten Entzündung im Unterleibsbereich oder während der Schwangerschaft aus.

Übung für die mittlere Beckenbodenschicht
Wenn Sie diese Muskulatur aktivieren wollen, ziehen Sie die beiden Sitzhöcker, auf denen Sie sitzen, zueinander – so, als würden sie von der Mitte nach innen gezogen. Legen Sie dazu die Hände unter beide Sitzhöcker oder knien Sie sich auf den Boden, stellen Sie ein Bein auf, greifen Sie von außen nach innen und ziehen Sie den Sitzhöcker gegen den Widerstand der Muskeln mit der Hand nach außen.

Übung für die innere Beckenbodenschicht
Stellen Sie sich Ihr Becken wie eine Schale vor, die weder nach vorne noch nach hinten kippen sollte. Wenn Sie die innere Beckenbodenmuskulatur aktivieren wollen, stellen Sie sich aufrecht hin und ziehen Sie kraftvoll das Steißbein in Richtung Boden, der untere Rücken richtet sich etwas auf, die Wölbung wird geringer. Wenn Sie ein starkes Hohlkreuz haben, ziehen Sie dazu auch noch das Schambein ein wenig Richtung Bauch. Wiederholen Sie diese Anspannung einige Male und lassen Sie bewusst wieder los.

Die Praxis des *Beckenbodenverschlusses* wird im Yoga als *Mula-Bandha* (Wurzel-verschluss) bezeichnet. Bandhas (Verschlüsse) werden in der Regel in Verbindung mit Körper- und Atemübungen eingesetzt. Beim Anhalten des Atems wird dadurch zum einen ein zu großer Druck auf die Bauchorgane verhindert, zum anderen dem Entweichen der Energie entgegengewirkt und der untere Teil der Wirbelsäule stabilisiert.

Basisübungen für den ganzen Körper

In diesem Abschnitt lernen Sie einige Basisübungen kennen, die dazu dienen, sich auf die Asanas vorzubereiten. Sie können aber auch als eigenständige Übungsreihe durchgeführt werden.

Basisübungen für die Füße

Die folgenden Übungen helfen Ihnen, Spannungen und Verkrampfungen in den Füßen aufzulösen. Sie werden sich dadurch auch insgesamt wacher fühlen.

Fußmuskulatur stärken
Stehen Sie aufrecht, die Füße etwa eine Faustbreite auseinander. Heben Sie mehr-mals die beiden großen Zehen, die anderen Zehen bleiben am Boden. Spüren Sie kurz nach und heben Sie jetzt die vier Zehen, die großen bleiben am Boden. Ach-ten Sie dabei darauf, dass die Knie nicht nach innen sinken.

Fußgewölbe stabilisieren
Legen Sie drei kleine Kieselsteine oder kleine Halbedelsteine unter den rechten Fuß: ein Stein unter den Großzehenballen, einen unter die Ferse und einen unter den Kleinzehenballen. Bleiben Sie einige Minuten darauf stehen, bis Sie sich die-se optimale Standhaltung auf den drei Punkten eingeprägt haben. Spüren Sie nach, bevor Sie zur anderen Seite wechseln.

Wellness für den ganzen Fuß
Rollen Sie abwechselnd einen Tennisball unter beiden Füßen. Massieren Sie damit den ganzen Fuß an der Innen- und Außenseite und versuchen Sie, so viel wie möglich von Ihrem Gewicht auf den Ball zu verlagern.

Basisübungen für die Beine

Beinstreckung an der Wand

- Legen Sie sich mit angewinkelten Beinen auf einer Seite mit dem Gesäß an die Wand. Drehen Sie sich jetzt auf den Rücken, das Gesäß bleibt an der Wand.
- Strecken Sie die Beine zur Decke. Oberschenkel, Waden und Fersen bleiben dabei fest an die Wand gepresst.
- Legen Sie die Arme gestreckt hinter dem Kopf ab und bleiben Sie mehrere Atemzüge in dieser Haltung.
- Winkeln Sie die Beine wieder an und drehen Sie sich zur Seite, um die Haltung aufzulösen.

Beinstreckung mit Gurt

- Legen Sie sich auf den Rücken und stellen Sie das rechte Bein auf.
- Drücken Sie den unteren Rücken fest zum Boden, um ein Ausweichen ins Hohlkreuz zu verhindern.
- Strecken Sie das linke Bein nach oben, die Zehen zeigen zum Körper, die Ferse wird zur Decke gedehnt.
- Legen Sie den bereitgelegten Gurt um die Ferse und ziehen Sie damit das Bein zum Körper heran. Rücken, Schultern und Kopf liegen auf dem Boden.
- Halten Sie die Spannung einige Atemzüge lang. Legen Sie das Bein ab und spüren Sie nach, bevor Sie die Seite wechseln.

Basisübung für die Hüften: Mutterhaltung

- Setzen Sie sich mit ausgestreckten Beinen auf den Boden. Der Rücken bleibt während der ganzen Übung aufgerichtet, die Schultern sollten so locker wie möglich sein.
- Stellen Sie die Beine auf und lassen Sie das linke Knie locker nach außen sinken.
- Legen Sie mit der rechten Hand den rechten Fuß auf den linken Unterarm – so nahe wie möglich an die Ellbeuge.
- Umfassen Sie mit dem rechten Arm von außen den rechten Unterschenkel und ziehen Sie das Knie so weit wie möglich an die Brust heran.
- Bewegen Sie das rechte angewinkelte und von beiden Unterarmen gestützte Bein wiegend hin und her, führen Sie es so weit wie möglich nach außen, damit sorgen Sie für eine maximale Beweglichkeit des Hüftgelenks.
- Legen Sie das Bein ab, spüren Sie nach und üben Sie zur anderen Seite.

Basisübung für die Knie: Schmetterling

- Setzen Sie sich mit geradem Rücken und gestreckten Beinen auf den Boden.
- Beugen Sie die Knie und legen Sie die Fußsohlen aneinander. Umfassen Sie die Füße mit beiden Händen und ziehen Sie die Füße so nahe wie möglich an den Körper heran. Um den Rücken gerade halten zu können, können Sie einen Gurt um die Füße schlingen und daran ziehen.
- Bewegen Sie die Knie locker auf und ab, wie ein Schmetterling, der sich auf einen Flug vorbereitet.
- Zur Entspannung strecken Sie die Beine aus und reiben abwechselnd fest die Innen- und Außenseiten ihrer Knie.

Basisübung für die Schultern: Schulterdehnung

Diese Übung kann im Sitzen, Stehen oder Knien durchgeführt werden, der Rücken bleibt dabei aufgerichtet.

- Heben Sie den rechten Arm gerade nach oben und beugen Sie den Ellbogen, sodass die gestreckte Handfläche auf dem oberen Rücken liegt.
- Sie können mit der linken Hand etwas nachhelfen und den Ellbogen noch etwas weiter hinter den Kopf und zur linken Seite dehnen.
- Strecken Sie den linken Arm nach unten, winkeln Sie den Unterarm nach oben ab und versuchen Sie mit der linken Hand die rechte zu fassen.
- Achten Sie darauf, dass der Rücken gerade und der Kopf aufgerichtet bleiben.
- Spüren Sie nach, bevor Sie die Seiten wechseln.

Basisübung für den Nacken: Die Schulter streicheln

Die Übung kann im Sitzen oder im Stehen ausgeführt werden.

- Drehen Sie den Kopf mit offenen Augen mehrmals nach rechts und links und schauen Sie so weit wie möglich über die Schulter nach hinten.
- Lassen Sie das rechte Ohr in Richtung rechte Schulter fallen, ohne die Schulter dabei hochzuziehen oder anzuspannen. Pendeln Sie mit dem Kinn mehrmals über der rechten Schulter vor und zurück, richten Sie den Kopf wieder auf und führen Sie die Übung zur anderen Seite durch.
- Lassen Sie das rechte Ohr wieder zur rechten Schulter sinken und ziehen sie dabei die linke Schulter nach unten, bis Sie ein Ziehen in der Hals- und Nacken- muskulatur spüren. Halten Sie die Spannung einige Atemzüge, bevor Sie zur anderen Seite wechseln.

Basisübung für die Arme: Brustkorb–Arm-Dehnung

Sie können diese Übung im Knie- oder Fersensitz oder im Stehen durchführen.

- Strecken Sie die Arme auf Schulterhöhe gerade nach vorne. Verschränken Sie die Hände und drehen Sie die Handflächen nach außen.
- Pressen Sie die Schulterblätter zueinander und strecken Sie die Arme gleichzeitig weiter nach vorne.
- Heben Sie die Arme in dieser gedehnten Haltung nach oben und führen Sie sie so weit wie möglich nach hinten, der Kopf bleibt dabei gerade aufgerichtet.
- Bleiben Sie einige Atemzüge in dieser Haltung und lassen Sie die Arme wieder locker hängen.

Basisübung für Hände und Finger

Handwurzel-Kräftigung

- Pressen Sie die Handflächen fest gegeneinander, die Unterarme sind dabei parallel und nach vorne gedehnt.
- Halten Sie den Druck ein bis zwei Minuten und heben Sie dann die Handwurzeln und Handflächen voneinander ab, sodass nur noch die gestreckten Finger aneinander gedrückt bleiben. Auch diese Stellung einige Atemzüge halten, dann die Hände ausschütteln und entspannen.

Finger-Training

Legen Sie die Handflächen aneinander. Verschränken Sie nacheinander Daumen, Zeigefinger, Mittelfinger, Ringfinger und kleine Finger, die anderen Finger bleiben gestreckt.

- Lassen Sie dabei einmal jeweils abwechselnd den rechten und dann den linken Finger vorne liegen.
- Üben Sie anfangs langsam und ganz bewusst, später schnell und mindestens zehnmal mit jedem Finger.

Die Bedeutung der Entspannung

Die ständige Reizüberflutung in der heutigen Zeit bewirkt, dass Körper und Geist kaum mehr zur Ruhe kommen und eine tiefgehende Regeneration oft kaum mehr möglich ist. Die Folge sind zunehmend stressbedingte Erkrankungen. In Umfragen gibt etwa jeder Dritte in Deutschland an, unter permanentem Stress zu stehen. Beinahe die Hälfte aller Fehltage am Arbeitsplatz sind auf zu großen Stress zurückzuführen.

Energiespeicher auffüllen
Das Auffüllen der Energiespeicher, das während der Entspannung stattfindet, ist die Voraussetzung für Gesundheit auf allen Ebenen.

Positiver und negativer Stress
Nach dem Mediziner und »Vater der Stressforschung« *Hans Selye* (1907 bis 1982) ist Stress ein allgemeines, unspezifisches Reaktionsmuster, mit dem der Organismus auf jede Beanspruchung reagiert – unabhängig davon, ob die Beanspruchung körperlicher oder psychischer Natur ist. Dabei unterscheidet Selye zwischen positivem Stress, dem sogenannten *Eustress*, und dem negativen Stress, dem sogenannten *Distress*. Seine These: Negativer Stress lässt sich mit der richtigen Einstellung in positiven Stress umwandeln.

Wir brauchen ein gewisses Maß an Stress, denn das macht uns stark und widerstandsfähig. Clemens Kirschbaum, Professor für Biopsychologie an der Technischen Universität Dresden, formuliert das so:

Akuter Stress hilft uns, Körperenergien schnell zu mobilisieren und das Nervensystem sozusagen »scharf« zu schalten.

Das gilt aber nur, wenn die Balance stimmt, nur dann, wenn Anspannung und Entspannung im Gleichgewicht sind. Zudem gibt es in unserer zunehmend künstlich geschaffenen Welt oftmals keine Rückzugsmöglichkeiten, daher fehlt diesem Regelmechanismus die Möglichkeit zum Ausgleich, er verliert gleich einem Gummiband unter großer Dauerbelastung seine »Elastizität«.

Wie negativer Stress wirkt

Anhaltender Stress, der als belastend empfunden wird, führt zu einer erhöhten Produktion von Stresshormonen und damit zu einer Dysbalance im Körper. Diese führt auf Dauer unter anderem zur Schwächung des Immunsystems, zu Reizzuständen im Magen-Darm-Trakt, zu nervösen Herzbeschwerden oder Allergien oder zu einem erhöhten Schmerzempfinden.

Während positiver Stress die Kreativität erhöht, bewirkt negativer Stress das Gegenteil: Die Durchblutung des Gehirns wird vermindert, intellektuelle Fähigkeiten, Gedächtnisleistung und Kreativität werden (zugunsten schematischer Reaktionen) eingeschränkt. Die Muskulatur wird aktiviert, um Flucht- und Angriffsbereitschaft herzustellen – da dieser Reflex heutzutage kaum mehr benötigt wird, führt er zu unangenehmen Verspannungen im ganzen Körper.

Das Hörzentrum kann durch Stress so stark aktiviert werden, dass die Betroffenen ein dauerhaftes Piepen oder ähnliche Geräusche wahrnehmen, den sogenannten Tinnitus. Stress kann den Augendruck erhöhen und damit grünen Star verschlechtern; stressbedingt knirschen Menschen nachts mit den Zähnen, was Verspannungen im Kopf- und Nackenbereich verursacht.

Der Blutdruck erhöht sich, bei gefährdeten Personen steigt so das Risiko für Schlaganfall oder Herzinfarkt. Im Bereich des Stoffwechsels kann Stress einen Diabetes verschlimmern, da verstärkt Stresshormone ausgeschüttet werden, die zu einer Verschlechterung der Blutzuckerwerte führen können.

Im Magen- und Darmtrakt kann es durch Stress zu Geschwüren, Verstopfungen oder zum sogenannten Reizdarmsyndrom kommen. Impotenz oder Unfruchtbarkeit können ebenfalls Folgen von Stress sein. Weitere mögliche Wirkungen von Dauerstress sind Depressionen, Angststörungen oder Suchterkrankungen. Und nicht zuletzt – Stress lässt den Menschen schneller altern.

Wie jeder Einzelne auf Stress reagiert, ist offenbar von genetischen Faktoren und von äußeren Einflüssen abhängig. Wir können allerdings unseren Umgang mit Stress verändern und die alten Muster verändern. Um alte Muster im Umgang mit Stress auflösen zu können, ist es hilfreich, sich der Anspannung überhaupt erst einmal bewusst zu werden. Wichtig ist daher die frühzeitige Wahrnehmung von Verspannungen und stressbedingten Symptomen. So kann man ihm positiv begegnen, bevor sich körperliche Erkrankungen manifestieren. Dazu gibt es verschiedene Möglichkeiten:

Bewusstwerdung des Körpers

Im Yoga geht es darum, das Körperbewusstsein zu schulen, Verspannungen und psychische Belastungen rechtzeitig zu erkennen, da sie zu den schlimmsten Energieräubern gehören. Auf diese Weise bekommen Sie wieder Zugang zu Ihrem Innersten, denn in Ihrem Körper sind all Ihre Erinnerungen und Erfahrungen gespeichert.

Kein Mensch kann losgelöst vom Körper existieren ... Je lebendiger Ihr Körper ist, desto intensiver sind Sie in der Welt. Falls Ihr Körper einen Teil der Lebendigkeit einbüßt, wie es beispielsweise geschieht, wenn Sie erschöpft sind, neigen Sie automatisch dazu, sich aus der Welt zurückzuziehen.

Die folgenden Übungen können Sie ausführen, wenn Sie sich Verspannungen verschiedener Art bewusst machen möchten. Dabei ist es besonders wichtig, die entsprechenden Körperteile nach der Anspannung bewusst zu entspannen, indem Sie tief ausatmen und loslassen.

Spannungen im Gesicht wahrnehmen
- Runzeln Sie die Stirn, lassen Sie senkrechte und waagrechte Falten entstehen, zwinkern Sie mit den Augen und kneifen Sie die Augen zu.
- Spannen Sie die Kiefergelenke an und beißen Sie die Zähne zusammen, pressen Sie die Lippen aufeinander.
  Versteifen Sie Hals und Nacken.

Spannungen im Oberkörper wahrnehmen
- Sitzen Sie zunächst entspannt.
- Spannen Sie die Schultern an, ziehen Sie die Schultern hoch und drücken Sie sie dann nach unten.
- Drücken Sie die untere Wirbelsäule zu einer Hohlkreuzhaltung durch, lassen Sie im oberen Rücken einen Rundrücken entstehen.
- Spannen Sie Finger und Hände an, machen Sie eine Faust.

Spannungen im Becken und in den Beinen wahrnehmen
- Spannen Sie die Gesäßmuskeln an, halten Sie die Knie eng aneinander gepresst, drücken Sie die Kniekehlen zum Boden und spannen Sie die Zehen an.

Verborgene Spannungen wahrnehmen

- Sitzen Sie entspannt und aufrecht.
- Spannen Sie jetzt Bauch und Beckenboden (Darmbereich) an und versuchen Sie, die Atembehinderung wahrzunehmen. Sind dabei die Muskeln im Schulterbereich entspannt oder angespannt?
- Beobachten Sie, wie sich Ihr Atem verändert, wenn Bauch und Schultern angespannt sind, wenn Sie mit einem Rundrücken zusammengesunken dasitzen oder wenn Sie die Arme fest vor der Brust verschränken.

Bewusstwerdung von Gefühlen und Gedanken

Bei vielen Menschen liegen die Stressfaktoren mehr in ihrem Inneren, also im Denken und Fühlen, als in den äußeren Umständen. Um die gefühlsmäßigen Reaktionen auf Stress auslösende Ereignisse verändern zu können, müssen Gedanken und Gefühle bewusst wahrgenommen werden.

Denken Sie daran, wie unterschiedlich Menschen reagieren, wenn sie im Stau stehen. Die einen ärgern sich, regen sich auf, beschimpfen die anderen Autofahrer und steigern sich immer mehr in ihre Wut und Hilflosigkeit hinein. Die anderen nehmen das Unvermeidliche hin, hören Musik und erinnern sich an ein schönes Erlebnis – sie fügen sich ins Unvermeidliche, ohne sich selbst allzu sehr damit zu belasten.

Der Schlüssel zu dieser positiven Reaktion ist die Entspannung. Wenn es gelingt, dem Leben gegenüber eine gelassene Haltung einzunehmen, werden uns Ängste, beispielsweise vor Einsamkeit, Arbeitsplatzverlust oder Krankheit, sehr viel weniger belasten. Gerade solche Ängste gehören nämlich zu den häufigsten Stressauslösern und führen auf Dauer zu einer Schwächung des Immunsystems.

Der eigene Perfektionismus ist ein weiterer Faktor. Nie ist etwas – oder man selbst – gut genug. Der innere Kritiker, der Antreiber, der immer alles besser machen muss, ist zum Beispiel bei denjenigen Menschen sehr ausgeprägt, die zur Selbstlosigkeit erzogen worden sind und denen ihre Außenwirkung besonders wichtig ist.

Yoga lehrt uns, den Geist zur Ruhe kommen zu lassen, sich nicht mehr mit seiner Rolle in der Außenwelt zu identifizieren, sondern mit dem eigenen inneren Kern. Das führt zu einer gelasseneren Sicht der Welt, zu einem Einverstandensein mit den Licht- und Schattenseiten des Daseins.

Wie wichtig es für unser Leben ist, dass wir unserer Gedanken bewusst werden, zeigt folgender Spruch aus dem Talmud, dem Hauptwerk des Judentums neben der hebräischen Bibel:

Achte auf Deine Gedanken,
denn sie werden zu Worten.
Achte auf Deine Worte,
denn sie werden zu Handlungen.
Achte auf Deine Handlungen,
denn sie werden zu Gewohnheiten.
Achte auf Deine Gewohnheiten,
denn sie werden Dein Charakter.
Achte auf Deinen Charakter,
denn er wird Dein Schicksal.

Wie Entspannung wirkt

Wenn wir uns entspannen, laufen auf *körperlicher Ebene* umfangreiche Reaktionsmuster ab. Zunächst entspannt sich die gesamte Körpermuskulatur und damit entspannen sich auch die Muskeln der Gefäße und inneren Organe; dadurch kann das Herz entlastet und der Blutdruck gesenkt werden. Die Vertiefung des Atems, die mit Entspannung verbunden ist, führt zu einer Aktivierung des Parasympathikus. Dieser Teil des autonomen (nicht willentlich zu beeinflussenden) Nervensystems vertieft die Entspannung. Körperliche Stress-Symptome wie beispielsweise nervöse Magen-Darm-Beschwerden, schmerzhafte Verspannungen, Tinnitus, hoher Blutdruck oder juckende Hauterkrankungen können durch Entspannung gelindert werden.

Auch auf *emotionaler und mentaler Ebene* bewirkt Entspannung entscheidende Veränderungen. Während der Entspannung werden Gedanken und Gefühle deutlicher wahrgenommen. Dadurch können sie gegebenenfalls verändert werden, bevor sie sich als körperliches Symptom zeigen. In einer entspannten Haltung kann auf Stressauslöser gelassener reagiert werden, beispielsweise mit einer bewussten Vertiefung der Atmung, oder mit einem positiven inneren Bild.

Vorhandener Stress wird durch tägliche Entspannungsübungen abgebaut. Vertrauen und Sicherheit in sich selbst, die Verbundenheit mit dem eigenen Körper, mit der Welt und mit der inneren seelischen Heimat werden gestärkt und belastende, Angst auslösende Gefühle werden abgebaut.

Harmonischer Ausgleich

Der harmonische Ausgleich zwischen Anspannung und Entspannung spielt im Yoga eine wesentliche Rolle. Auf jede Übung folgt eine kurze Entspannungs- oder Atempause, die umso länger sein sollte, je länger die Übung gehalten wurde. Die weiter unten beschriebene Totenstellung (Savasana) oder klassische Yoga-Entspannung sollte Bestandteil jeder Yoga-Stunde sein, eignet sich aber auch als Einzelübung, beispielsweise am Abend vor dem Zubettgehen. Als dritte Form der Entspannung gibt es noch die Aktive Entspannung.

Aktive Entspannung

Diese Übung empfehle ich Ihnen besonders dann, wenn Sie sehr angespannt sind und das Gefühl haben, nicht sofort loslassen zu können. Sie kann im Stehen, Sitzen oder Liegen durchgeführt werden.

- Atmen Sie ein und spannen Sie Ihre Zehen- und Fußmuskeln an. Nehmen Sie wahr, wie diese Anspannung auf den ganzen Körper wirkt. Halten Sie die Spannung ein bis zwei Atemzüge lang und entspannen Sie die Füße mit dem Ausatmen.
- Spannen Sie Bein- und Gesäßmuskulatur an und entspannen Sie die Muskeln nach zwei Atemzügen wieder.
- Pressen Sie die Arme fest an den Körper, spannen Sie Brustkorb und Schulterbereich an, halten Sie die Spannung und lassen Sie wieder los.
- Ziehen Sie alle Muskeln des Gesichts zur Nasenspitze, als würden Sie in eine Zitrone beißen. Ballen Sie die Hände zu Fäusten, machen Sie alle Muskeln des Oberkörpers und des Gesäßes fest, spannen Sie die Beinmuskulatur an und rollen die Zehen ein. Mit der Ausatmung lösen Sie bewusst alle Spannungen in Ihrem Körper und spüren einen Moment nach.
- Atmen Sie erneut ein, öffnen Sie die Augen und rollen Sie die Augen nach oben, öffnen Sie den Mund und strecken Sie die Zunge weit in Richtung Kinn heraus.
- Spreizen Sie Finger und Zehen und spannen Sie auch die übrigen Muskeln des Körpers fest an. Mit der Ausatmung lösen Sie wieder bewusst alle Spannungen und spüren nach.

Totenstellung (Savasana)

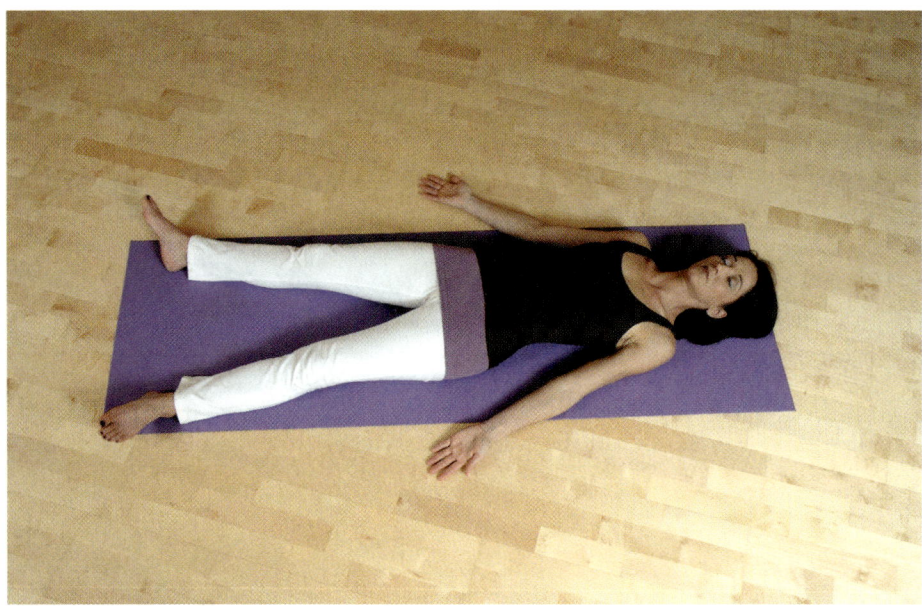

Diese Entspannungsübung wird auch klassische Yoga-Entspannung genannt.

- Legen Sie sich auf den Rücken, der Nacken ist langgedehnt. Die Arme liegen locker, nicht zu eng, neben dem Körper, die Handinnenflächen zeigen nach oben. Grätschen Sie die Beine und lassen Sie die Füße locker nach außen sinken.
- Schließen Sie die Augen, atmen Sie tief ein und aus. Konzentrieren Sie sich auf den Atem, seien Sie nur der Beobachter Ihres Atems, bis sich Ihre Gedanken von allem Äußeren lösen können. Tiefes und befreites Ausatmen hilft Ihnen, sich zu lösen: von jedem Gedanken, jedem Gefühl, jedem Menschen, jeder Situation.
- Gehen Sie mit Ihrer Aufmerksamkeit bewusst durch alle Bereiche Ihres Körpers und sprechen Sie im Inneren: Ich entspanne meinen rechten Fuß – die Zehen, den Mittelfuß, das Fußgewölbe, die Ferse. Mein rechter Fuß ist ganz entspannt. Ich entspanne meinen rechten Unterschenkel, Knie, Kniekehle, Kniegelenk und den Oberschenkel. Mein rechtes Bein ist ganz entspannt. Gehen Sie auf diese Weise mit Ihrem Bewusstsein durch den ganzen Körper – zuerst durch die ganze rechte Seite, dann durch die linke Seite.

- Wenn Sie die Übung beenden wollen, verstärken Sie zunächst noch einmal die Ausatmung, bis sich ein tiefes Einatmen oder Gähnen einstellt.
- Strecken und dehnen Sie sich ausgiebig und setzen Sie sich langsam auf.

Wirkung auf körperlicher Ebene
- entspannt den ganzen Körper
- beruhigt das Nervensystem
- aktiviert das Immunsystem

Wirkung auf emotionaler und mentaler Ebene
- gibt ein tiefes Gefühl von innerer Ruhe
- verstärkt das Vertrauen in die innere Führung
- entwickelt die Intuition

Affirmation

Alle belastenden Gedanken und Ängste, alle Vorstellungen von mir selbst, lasse ich los und übergebe sie in die Hände des Friedens.

Übungen aus der Standhaltung

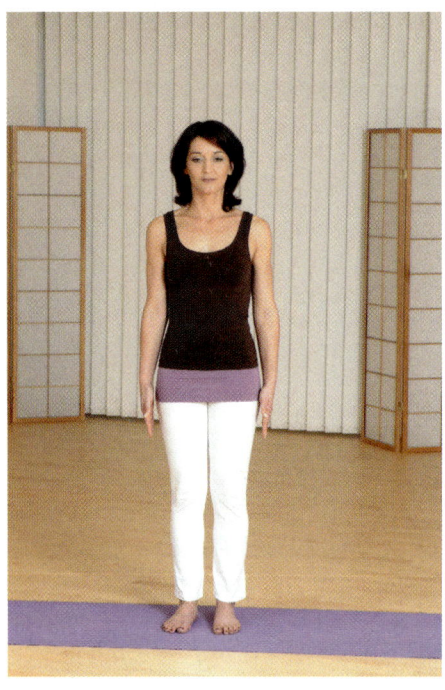

Der Berg (Tadasana)

- Stellen Sie sich aufrecht hin, die Füße parallel (es sollte etwa Ihre Faust dazwischen passen). Verlagern Sie das Gewicht gleichmäßig auf Großzehenballen, Kleinzehenballen und Fersen.
- Richten Sie die Wirbelsäule gerade auf, die Knie bleiben locker.
- Die Schultern sind entspannt, die Arme neben dem Körper, die geschlossenen Finger werden gestreckt, die Daumen etwas abgespreizt.
- Heben Sie das Brustbein etwas, so spüren Sie die Aufrichtung noch deutlicher. Stellen Sie sich vor, dass Ihr Kopf auf der Wirbelsäule »thront«; der Blick ist dabei nach vorne gerichtet, das Gesicht entspannt.
- Halten Sie diese Stellung fünf bis zehn Atemzüge lang und atmen Sie dabei tief und gleichmäßig.

Intensivierung
Lassen Sie die Schulterblätter nach unten »fließen« und öffnen Sie den Brustkorb noch etwas mehr, der Bauch bleibt dabei locker.

Wirkung auf körperlicher Ebene
- kräftigt Bein- und Fußmuskulatur
- verbessert die aufrechte Haltung
- lindert bei regelmäßiger und richtiger Ausführung Fuß- und Kniebeschwerden jeder Art

Wirkung auf emotionaler und mentaler Ebene
- stärkt Standfestigkeit und Selbstbewusstsein
- beruhigt und zentriert

Affirmation
Ich stehe wie ein Fels in der Brandung und meistere mein Leben.

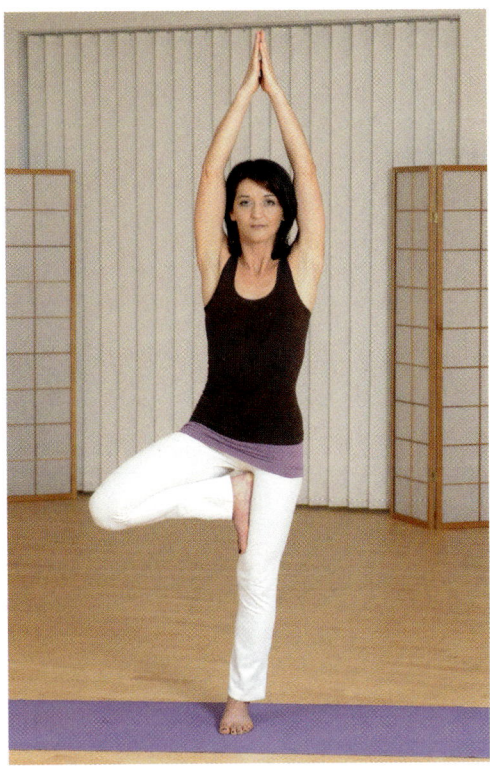

Der Baum (Vrkshasana)
- Stehen Sie aufrecht in der Grundstellung Tadasana (siehe Seite 44).
- Entspannen Sie die Schultern und
stellen Sie sich vor, wie Sie Ihr
Körpergewicht über die Füße an
den Boden abgeben. Spüren Sie
die stabile Verbindung mit der Erde.
- Verlagern Sie Ihr Gewicht auf den
linken Fuß und legen Sie den
rechten Fuß an die Innenseite des
linken Oberschenkels. Um das
Gleichgewicht zu halten, können
Sie einen Punkt vor sich auf dem
Boden fixieren.
- Legen Sie die Handflächen vor der
Brust aneinander und dehnen Sie
einatmend beide Arme nach
oben, die Ellbogen dabei so weit
wie möglich nach hinten drücken,
ohne die Handflächen voneinander zu lösen. Sie können in dieser Haltung beide Zeigefinger strecken und die anderen Finger verschränken.
- Achten Sie darauf, dass Sie weiterhin Ihr Gewicht an den Boden abgeben, und
lassen Sie in Ihrer Vorstellung das Steißbein Richtung Fersen ziehen.
- Bleiben Sie drei bis fünf Atemzüge in dieser Haltung.

- Lassen Sie ausatmend Ihre Arme sinken, stellen Sie das angewinkelte Bein ab und spüren Sie kurz nach, bevor Sie die Seite wechseln.

Intensivierung
Legen Sie den Fuß des angewinkelten Beins mit der Fußsohle nach oben an die Vorderseite des gestreckten Beins auf Höhe der Leiste. Drücken Sie das Knie so weit wie möglich Richtung Boden, sodass beide Oberschenkel fast parallel sind.

Erleichterung
Ausgangsstellung und Armhaltung bleiben gleich. Anstatt das Bein anzuwinkeln, stellen Sie einen Fuß auf den anderen, die Ferse dabei am Unterschenkel abstützen. Üben Sie anfangs an der Wand, bis es Ihnen leicht fällt, das Gleichgewicht zu halten.

Wirkung auf körperlicher Ebene
- kräftigt Fuß- und Kniegelenke
- dehnt den ganzen Körper
- verbessert Gleichgewichtsgefühl und Standfestigkeit

Wirkung auf emotionaler und mentaler Ebene
- verbessert das innere Gleichgewicht
- bringt in unsicheren Lebensphasen Stabilität
- stärkt das Selbstvertrauen

Affirmation
Ich vertraue in meine Wurzeln, in die Weisheit meines Körpers und meine eigene Natur.

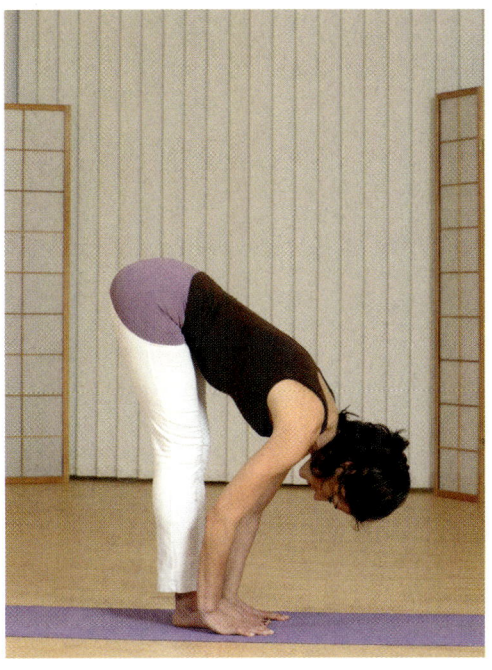

Vorwärtsbeuge im Stehen
(Uttanasana)

- Stehen Sie aufrecht in der Grundstellung Tadasana (siehe Seite 44).
- Lassen Sie Ihr Gewicht durch den Körper, durch die Füße hindurch in den Boden fließen.
- Stellen Sie sich einatmend vor, wie Energie von der Erde durch Ihren Körper bis hinauf zum Scheitel fließt. Geben Sie mit dem Ausatmen das Gewicht wieder nach unten ab.
- Heben Sie einatmend die Arme nach oben, die Handflächen schauen zueinander, der Nacken ist langgedehnt, die Schultern sind nicht angespannt.
- Beugen Sie sich aus dem Hüftgelenk mit geradem Rücken nach unten, die Arme bleiben neben den Ohren.
- Kommen Sie so weit wie möglich mit gestrecktem geradem Rücken nach unten, bis die Finger oder Handflächen den Boden berühren. Sollte Ihnen das schwerfallen, winkeln Sie die Beine an, sodass Sie die Hände beziehungsweise die Finger seitlich neben den Füßen auf den Boden aufstellen können. Auf keinen Fall sollten Sie den Rücken runden, um weiter nach unten zu kommen.
  Bleiben Sie einige Atemzüge in dieser Haltung.
- Winkeln Sie die Beine an, drücken Sie die Fersen fest in den Boden hinein, strecken Sie die Arme nach vorne und kommen Sie einatmend mit geradem Rücken aus der Kraft der Beine heraus wieder nach oben.

Intensivierung

Kommen Sie aus der gleichen Ausgangsposition mit geradem Rücken nach unten, umfassen die Unterschenkel und ziehen den Oberkörper so nahe wie möglich an die Beine heran. Dehnen Sie Kreuzbein und Steißbein intensiv zur Decke hin und drücken das Brustbein nach vorne. Lösen Sie die Übung wie oben beschrieben auf.

Erleichterung

Um die Übung zu erleichtern oder bei bestehenden Beschwerden (Bandscheiben-problemen, Ischiasbeschwerden, hohem Blutdruck) nehmen Sie die Grundhaltung ein, gehen Sie mit gestreckten Armen in die Waagerechte, stützen Sie zunächst die Hände auf dem Fensterbrett oder auf einem Stuhl ab, dann auf einem Bänk-chen oder einem Block. Üben Sie die jeweilige Variante so lange, bis Sie sich in dieser Haltung wohlfühlen. Um die Übung aufzulösen, winkeln Sie die Beine an und richten Wirbel für Wirbel auf.

Wirkung auf körperlicher Ebene

- stärkt Fuß- und Beinmuskulatur
- dehnt Bein- und Rückenmuskulatur
- verbessert die Durchblutung des Kopfes und der gesamten Wirbelsäule
- stimuliert das ganze Nervensystem

Wirkung auf emotionaler und mentaler Ebene

- energetisiert den Körper auf allen Ebenen
- verbessert Konzentrationsfähigkeit
- wirkt depressiven Gefühlen entgegen

Affirmation

Ich verbeuge mich vor dem Göttlichen in mir und in allem, was lebt.

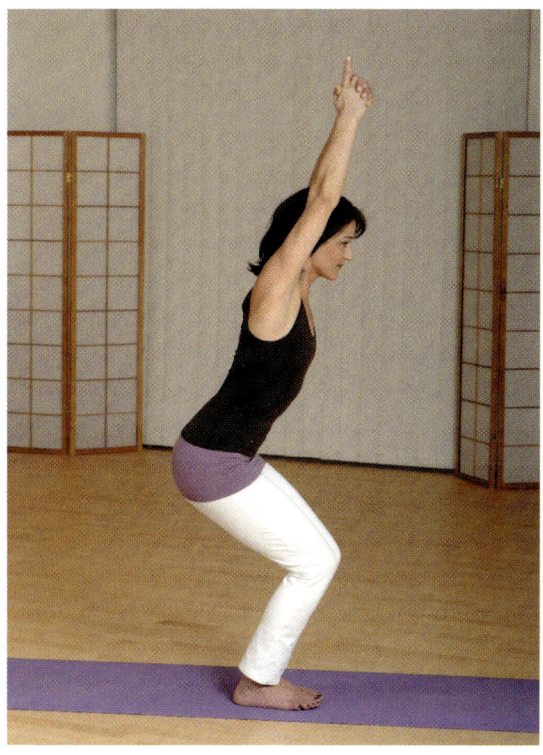

Kraftvoller Stand (Utkatasana)

- Stehen Sie aufrecht in der Grundstellung Tadasana (siehe Seite 44).
- Geben Sie Ihr Gewicht von den Schultern aus über die Füße in den Boden ab. Stellen Sie sich eine Verbindung von Ihren Fersen bis zum Hinterkopf vor.
- Strecken Sie beide Arme auf Brusthöhe nach vorne, die Handflächen schauen zueinander. Heben Sie die Arme, bis sie beiderseits der Ohren liegen.
- Beugen Sie Knie und Hüften so weit wie möglich, die Fersen bleiben fest zum Boden gedrückt.
- Ziehen Sie Sitzhöcker und Steißbein zum Boden und stellen Sie sich vor, Sie würden sich auf einem Hocker niederlassen. Nacken und Rücken werden dabei ganz langgedehnt.
- Bleiben Sie mehrere Atemzüge in dieser Haltung, bevor Sie sich mit dem Ausatmen aufrichten und die Arme sinken lassen.

Intensivierung
Lassen Sie das Gewicht so weit wie möglich nach hinten und unten kommen und drücken Sie die ganzen Fußsohlen fest zum Boden.

Erleichterung
Um die Übung zu erleichtern oder wenn Sie unter Beschwerden im Schulterbereich leiden, legen Sie eine zusammengerollte Decke oder kleine Kissen unter die Fersen und/oder strecken Sie die Arme auf Schulterhöhe nach vorne.

Wirkung auf körperlicher Ebene
- kräftigt Fuß-, Bein- und Beckenmuskulatur
- stärkt die Lendenwirbelsäule
- dehnt Rücken, Arme und Schultern

Wirkung auf emotionaler und mentaler Ebene
- aktiviert den ganzen Körper
- vermittelt ein kraftvolles Gefühl
- stärkt die Widerstandskraft

Affirmation
Ich bin stark, ich bin stark, ich bin stark.

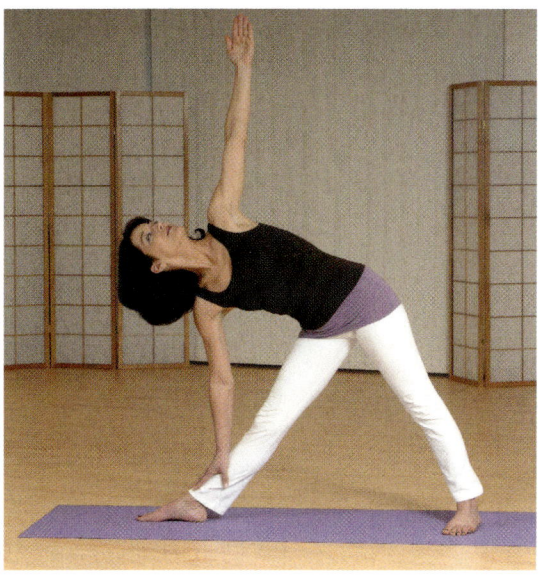

Dreiecksstellung (Trikonasana)

- Gehen Sie im Stand in eine weite Grätsche, die Füße schauen nach vorne, parallel zum seitlichen Mattenrand.
- Drehen Sie den rechten Fuß im 90-Grad-Winkel nach außen und heben Sie die ausgebreiteten und gestreckten Arme mit den Handflächen nach vorne bis auf Schulterhöhe.
- Das Becken zeigt nach vorne, der Rücken ist gerade aufgerichtet, das Brustbein etwas gehoben.
- Entspannen Sie die Schultern und geben Sie Körpergewicht an den Boden ab, dadurch vermeiden Sie unnötige Spannungen im Körper.
- Beugen Sie sich ausatmend über die rechte Seite nach unten. Legen Sie die rechte Hand auf das rechte Schienbein oder stellen Sie die Hand neben dem Fuß am Boden ab. Drücken Sie bewusst die Außenseite des linken Fußes zum Boden, so stabilisieren Sie die gedehnte linke Körperseite. Strecken Sie den linken Arm gerade nach oben, die Handfläche schaut dabei nach vorne.
- Öffnen Sie den Brustkorb so weit wie möglich und drehen Sie Ihre Halswirbelsäule, sodass Sie zur linken Hand nach oben schauen können und bleiben Sie mehrere tiefe Atemzüge lang in dieser Haltung.
- Richten Sie sich dann einatmend auf, indem Sie festen Druck über die Fersen in den Boden geben und spüren Sie nach, bevor Sie zur anderen Seite wechseln.

Intensivierung

Legen Sie die Hand an der Außenseite des Fußes ab und öffnen Sie den Brustkorb so weit wie möglich. Oder stellen Sie sich mit dem Rücken an eine Wand und kommen Sie an der Wand entlang nach unten, ohne den Kontakt mit ihr zu verlieren; dadurch verstärken Sie die seitliche Dehnung und stellen sicher, dass weder Becken noch Schultern kippt.

Erleichterung

Um die Übung zu erleichtern oder wenn Sie unter Rückenbeschwerden leiden, stellen Sie die Hand auf einem Bänkchen oder einem Block vor sich ab.

Oder gehen Sie in die gleiche Ausgangsstellung, den rechten Fuß im 90-Grad-Winkel nach außen gedreht. Legen Sie die rechte Hand an die Außenseite des rechten Oberschenkels und strecken Sie den linken Arm mit der Handfläche zum Kopf gedreht nach oben. Ziehen Sie Steißbein Richtung Boden beziehungsweise aktivieren Sie den Beckenboden und dehnen Sie sich nach rechts, so weit es Ihnen angenehm ist.

Wirkung auf körperlicher Ebene
- kräftigt Fuß-, Knie- und Hüftmuskulatur
- verbessert die Gelenkdurchblutung
- dehnt die Brustmuskulatur
- vergrößert das Atemvolumen
- stimuliert das Nervensystem

Wirkung auf emotionaler und mentaler Ebene
- vermittelt Stabilität auf allen Ebenen
- verbessert Kraft und Durchsetzungsfähigkeit
- stärkt die Verbindung zur Erde

Affirmation

Ich bin stabil und fest verbunden mit meinem Körper, meinen Gefühlen und meinen Gedanken.

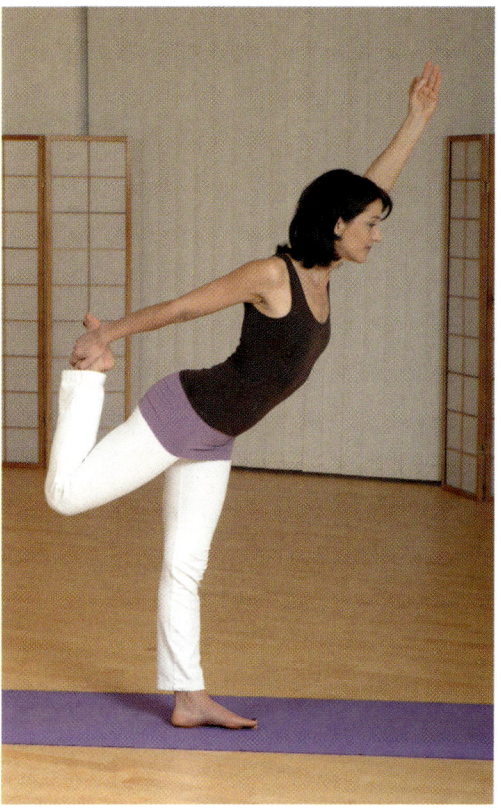

Die Tänzerin (Natarajasana)

- Stellen Sie sich mit geschlossenen Beinen aufrecht hin. Die Beine sind gestreckt, die Kniekehlen locker. Richten Sie bewusst den Rücken von unten her Wirbel für Wirbel auf und stellen Sie sich dabei vor, wie Sie nach oben »wachsen«. Der Nacken wird lang gedehnt und der Kopf thront auf der Wirbelsäule, wie bei einer Königin. Entspannen Sie Schultern und Arme, lassen Sie mit dem Ausatmen unnötige Spannungen los.
- Verlagern Sie das Gewicht auf den rechten Fuß und fixieren Sie einen Punkt vor sich, um das Gleichgewicht leichter halten zu können. Achten Sie darauf, dass das Fußgelenk nicht nach innen kippt.
- Winkeln Sie das linke Bein an, und ziehen Sie den Fuß mit der linken Hand zum Gesäß.
- Dehnen Sie einatmend den rechten Arm aus der Mitte heraus nach oben.
- Beugen Sie ausatmend den ganzen Rumpf und den gestreckten Arm etwas nach vorne und kommen Sie dann in einem leichten Bogen wieder zurück. Aktivieren Sie dabei den Beckenboden, um die Lendenwirbelsäule aufzurichten und damit zu entlasten. Richten Sie den Blick etwas nach oben.
- Bleiben Sie einige Atemzüge in dieser Haltung.
- Senken Sie ausatmend den Arm, stellen Sie das Bein ab, und spüren Sie der Dehnung nach, bevor Sie die Übung zur anderen Seite (Bild) durchführen.

Intensivierung

Vergrößern Sie in der eingenommenen Haltung den Spannungsbogen, indem Sie den Fuß des angewinkelten Beins so weit wie möglich vom Körper wegdehnen, den Beckenboden kraftvoll aktivieren und den Blick ganz nach oben zum gestreckten Arm beziehungsweise zur Hand richten.

Erleichterung

Um die Übung zu erleichtern oder wenn Sie unter Rückenbeschwerden leiden, nehmen Sie die gleiche Ausgangsstellung ein, ziehen die Ferse zum Gesäß heran, aktivieren den Beckenboden und dehnen den Arm nach oben, ohne in die Bogenhaltung zu gehen.

Wirkung auf körperlicher Ebene
- kräftigt Fuß- und Beinmuskulatur
- dehnt die Körpermuskulatur
- verbessert das Gleichgewicht

Wirkung auf emotionaler und mentaler Ebene
- gibt ein Gefühl von Anmut und Leichtigkeit
- verbessert die Konzentration

Affirmation

Leichtigkeit und Schönheit gehören zu meinem Wesen.

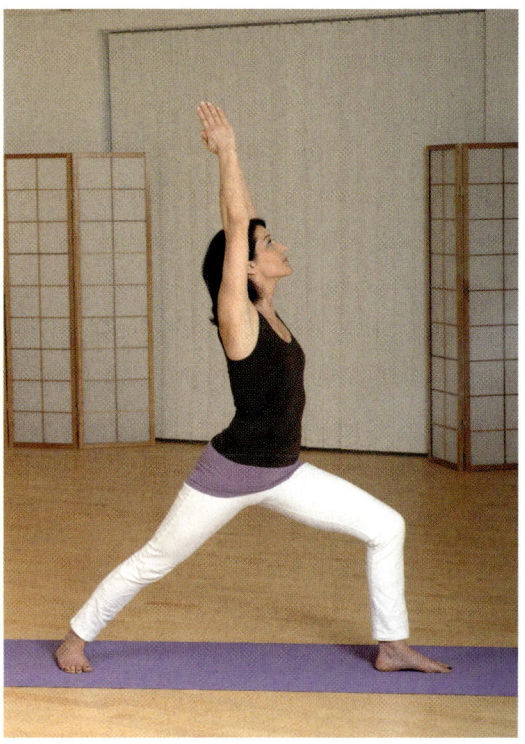

Heldenhaltung (Virabhadrasana)

- Gehen Sie in eine weite Grätsche, die Zehen schauen nach vorne, die Fußaußenseiten sind parallel zum seitlichen Mattenrand. Die Arme sind locker entspannt, der Rücken und der Nacken aufgerichtet. Stellen Sie das linke Bein 90 Grad nach außen, dabei befindet sich die Ferse in einer Linie mit der Mitte des rechten Fußes.
- Winkeln Sie das linke Bein so weit an, dass sich das Knie über dem Fuß befindet.
- Drehen Sie Becken und Oberkörper nach links, das rechte Bein bleibt gestreckt, der rechte Fuß mit der Außenkante fest zum Boden gedrückt.
- Legen Sie die Handflächen vor der Brust aneinander (Sie können die Zeigefinger strecken und die anderen Finger verschränken) und dehnen Sie einatmend die Arme nach oben, rechts und links neben die Ohren.
- Beugen Sie den ganzen Körper mit dem nächsten Ausatmen nach hinten, aktivieren Sie dabei den Beckenboden. Der Nacken bleibt langgedehnt, der Blick wird nach vorne oben gerichtet.
- Bleiben Sie einige Atemzüge lang in dieser Haltung, senken Sie ausatmend die Arme. Geben Sie Druck in den linken Fuß und das linke Knie und stellen Sie den rechten Fuß wieder neben den linken. Spüren Sie nach, bevor Sie die Übung zur anderen Seite durchführen.

Intensivierung

Schieben Sie bei gleicher Ausgangsstellung das gestreckte Bein etwas weiter nach hinten, sodass sich der Schwerpunkt Ihres Körpers näher am Boden befindet (die Leisten werden dadurch stark gedehnt). Aktivieren Sie den Beckenboden kräftig und dehnen Sie den ganzen Rumpf so weit nach hinten, dass der Blick nach oben geht.

Nach Auflösung dieser Haltung müssen Sie unbedingt in eine entspannte Gegenhaltung (Vorwärtsbeuge, Haltung des Kindes oder Ähnliches) gehen, um den unteren Rücken zu entlasten.

Erleichterung

Um die Übung zu erleichtern oder bei bestehenden Bandscheibenbeschwerden stellen Sie die Beine etwas mehr als hüftbreit auseinander und winkeln Sie das Knie nur sehr wenig an. Ansonsten führen Sie die Übung wie beschrieben aus.

Wirkung auf körperlicher Ebene
- kräftigt Fuß- und Kniegelenke
- kräftigt Bein- und Rumpfmuskulatur
- dehnt den Rumpf, die Schulter- und Armmuskulatur

Wirkung auf emotionaler und mentaler Ebene
- öffnet Herz- und Brustbereich
- verleiht Mut und Selbstbewusstsein
- stärkt die Konzentrationsfähigkeit

Affirmation

Jede Aufgabe, die gemeistert wird, verstärkt Mut und Selbstvertrauen.

Übungen aus dem Kniestand

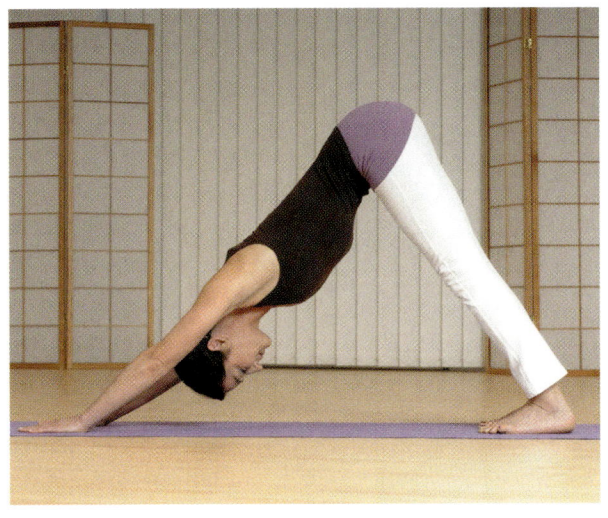

Der Hund
(Adho Mukha Svanasana)

- Knien Sie auf dem Boden im Vierfüßlerstand, die Hände befinden sich genau unter den Schultern, die Knie direkt unter den Hüften.
- Stellen Sie die Zehen auf und heben Sie, mit kräftigem Druck von Handballen und gestreckten Armen unterstützt, das Gesäß nach oben.
- Strecken Sie die Beine durch und drücken Sie die Fersen so weit wie möglich zum Boden.
- Heben Sie Ihre Sitzbeinhöcker Richtung Decke und drücken Sie den Oberkörper so weit wie möglich in Richtung Oberschenkel, der Blick geht zu den Knien, der Nacken bleibt dabei gerade in Verlängerung des Rückens, die Achselhöhlen sind ganz geöffnet. Kopf und Halspartie bleiben möglichst entspannt.
- Bleiben Sie mehrere Atemzüge in dieser Stellung und kommen Sie ausatmend zurück in den Vierfüßlerstand.
- Nehmen Sie die Haltung des Kindes ein (siehe Seite 64) und spüren Sie nach.

Erleichterung

Üben Sie mit leicht gebeugten Knien oder legen Sie eine zusammengerollte Decke unter die Fersen. Bei hohem Blutdruck sollten Sie nur vorsichtig üben oder die Übung vermeiden.

Wirkung auf körperlicher Ebene
- dehnt den ganzen Körper
- kräftigt Arme und Beine
- verbessert die Durchblutung der inneren Organe

Wirkung auf emotionaler und mentaler Ebene
- bringt innere Stabilität
- entspannt

Affirmation
Ich bin mir selbst treu und kann mich abgrenzen.

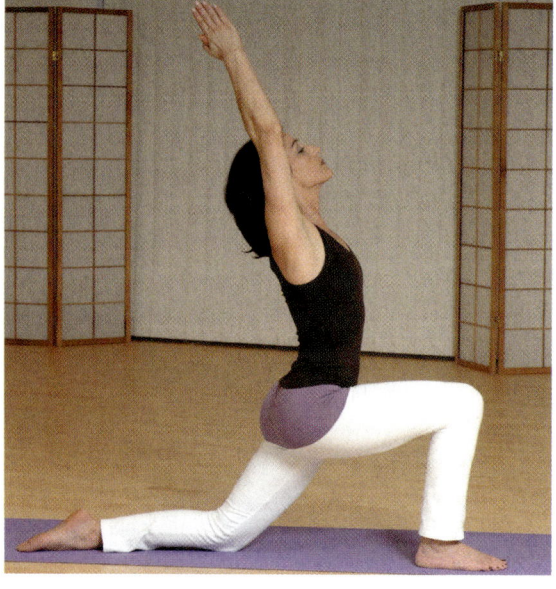

*Der Halbmond
(Ardha Chandrasana)*
- Gehen Sie in den Kniestand, richten Sie den Rücken gerade auf und lassen Sie die Schultern sinken.
- Stellen Sie das rechte Bein zuerst schräg nach vorne. Das linke Bein strecken Sie nach hinten, dabei liegt der Fußrücken auf. Wenn Sie dann das Becken senken, befindet sich das Knie automatisch über Ihrem Fuß; so wird das Knie entlastet.
- Legen Sie die Handflächen vor der Brust zusammen (Sie können die Zeigefinger strecken und die anderen Finger verschränken) und heben Sie einatmend die Arme über den Kopf, bis sie beiderseits der Ohren liegen.
- Spannen Sie die Beckenbodenmuskulatur an und dehnen Sie den Körper in einem leichten Bogen nach hinten.

- Atmen Sie mehrere Atemzüge in dieser Stellung, lösen Sie die Haltung auf und spüren Sie nach, bevor Sie zur anderen Seite wechseln.
- Anschließend können Sie zur Entspannung des Rückens in die Haltung des Kindes (siehe Seite 64) gehen.

Intensivierung

Schieben Sie bei gleicher Ausgangsstellung das gestreckte Bein weiter nach hinten, sodass der Körperschwerpunkt näher zum Boden kommt. Dabei bleibt das angewinkelte Knie weiterhin über dem Fußmittelpunkt. Aktivieren Sie kraftvoll den Beckenboden und dehnen Sie sich so weit nach hinten, dass der Blick nach oben geht. Verweilen Sie, nachdem Sie auf beiden Seiten geübt haben, etwas länger in der Haltung des Kindes.

Erleichterung

Um die Übung zu erleichtern oder wenn Sie beispielsweise unter Kniebeschwerden leiden, legen Sie eine weiche Decke oder kleine Kissen unter die Knie und bleiben Sie nur kurz in dieser Haltung.

Bei Bandscheibenbeschwerden sollten Sie sich nicht nach hinten dehnen, sondern den Rumpf gerade aufgerichtet lassen.

Wirkung auf körperlicher Ebene
- kräftigt Fuß- und Kniegelenke
- dehnt Wirbelsäule, Schultern und Arme
- öffnet den Brustkorb und vertieft die Atmung

Wirkung auf emotionaler und mentaler Ebene
- wirkt auf der Gefühlsebene befreiend

Affirmation

Ich öffne mich aus meiner kraftvollen Mitte heraus.

Der Panther (Pundarikamasana)

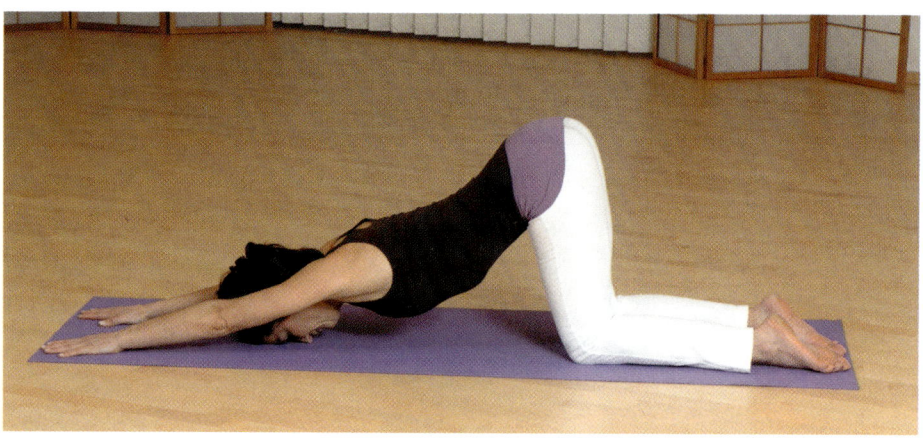

- Gehen Sie in den Vierfüßlerstand, die Knie hüftbreit auseinander gerade unter den Hüften. Die Schultern sind über den Händen.
- Setzen Sie sich zurück auf die Fersen und dehnen Sie den ganzen Körper. Die Stirn liegt auf dem Boden, die Arme sind durchgestreckt.
- Heben Sie das Becken, bis die Oberschenkel senkrecht stehen. Kopf und Arme bleiben auf dem Boden liegen.
- Geben Sie das Gewicht des ganzen Rumpfes über Kopf und Arme an den Boden ab.
- Bleiben Sie möglichst einige Minuten lang in dieser Haltung, setzen Sie sich dann zurück auf die Fersen und richten Sie sich langsam wieder auf.

Erleichterung
Legen Sie eine Decke oder ein Kissen unter den Kopf.

Wirkung auf körperlicher Ebene
- dehnt und entspannt die Rückenmuskulatur
- entlastet die oberen Bauchorgane (Magen, Bauchspeicheldrüse, Milz)
- verbessert die Kopfdurchblutung

Wirkung auf emotionaler und mentaler Ebene
- beruhigt und entspannt
- fördert Regeneration und Konzentration

Affirmation
Nur im gesunden Wechsel von Anspannung und Entspannung erreiche ich meine Ziele.

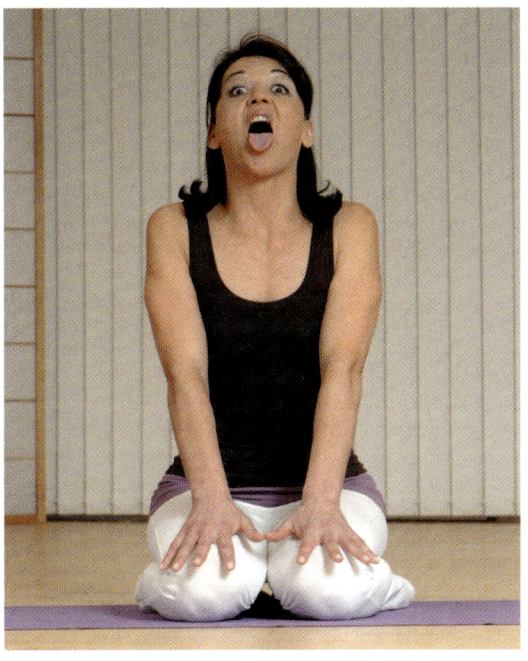

Der Löwe (Simhasana)
- Gehen Sie in den Kniestand und lassen Sie die Fersen auseinander fallen, die Fußspitzen zeigen zueinander. Die Füße bilden so eine Art Schale, in die Sie sich ausatmend niederlassen.
- Richten Sie den Rücken gerade auf. Stellen Sie sich vor, wie Ihr Scheitel von einer unsichtbaren Schnur nach oben gezogen wird.
- Verlagern Sie das Gewicht des Oberkörpers etwas nach vorne, indem Sie den Rücken durchstrecken und das Brustbein heben.
- Pressen Sie die Hände gegen die Knie und spreizen Sie die Finger. Der Oberkörper und die Arme sollten dabei in größtmöglicher Spannung sein.
- Atmen Sie kraftvoll und tief ein, lassen Sie den Brustkorb dabei weit werden und reißen Sie wie ein Löwe den Mund auf. Mit einem lauten Löwengebrüll strecken Sie ausatmend die Zunge möglichst weit heraus.
- Den Blick können Sie nach vorne oben oder auf die Nasenspitze richten.
- Spüren Sie nach, bevor Sie die Übung wiederholen.

Intensivierung

Bei gleicher Ausgangsstellung im Fersensitz lassen Sie einatmend den Rücken etwas rund werden, ausatmend »werfen Sie sich kraftvoll in die Brust«, dabei strecken Sie die Zunge heraus und geben einen lauten Ton von sich. Einatmend ziehen Sie sich wieder zurück und ausatmend schnellen Sie nach vorne.

Wirkung auf körperlicher Ebene
- verstärkt die Durchblutung im Kopf und im Hals
- aktiviert den ganzen Körper
- löst Verkrampfungen der Stimmbänder

Wirkung auf emotionaler und mentaler Ebene
- befreit blockierte Emotionen
- stärkt Mut und Selbstvertrauen
- stimmt heiter

Affirmation

Ich besiege die Angst, sie verliert ihre Macht über mich.

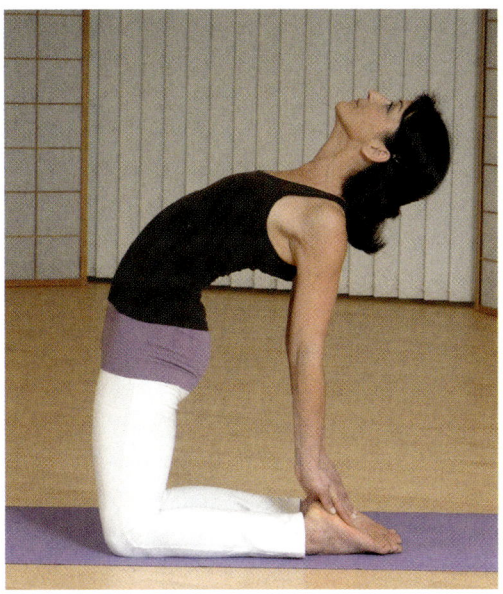

Das Kamel (Ushtrasana)

- Gehen Sie in den Kniestand, wobei die Knie hüftbreit auseinander stehen. Spannen Sie die Oberschenkelmuskeln an, sodass die Kniescheiben etwas nach oben gezogen werden. Die Fußrücken liegen auf dem Boden.
- Beugen Sie sich ausatmend aus der Kraft der Beine mit geradem Rücken langsam nach hinten und schieben Sie zugleich das Becken nach vorne. Kommen Sie abwechselnd mit der rechten und der linken Hand zu den Fersen.
- Stützen Sie dann beide Hände auf den Fersen ab. Stabilisieren Sie den Rücken, indem Sie den Beckenboden angespannt halten. Der Kopf wird gerade gehalten, der Blick geht nach oben.
- Bleiben Sie einige Atemzüge in dieser Haltung und atmen Sie tief in den Bauch hinein.
- Um das Zurückkommen zu erleichtern, können Sie sich zuerst auf die Fersen setzen und kurz die Stirn auf dem Boden ablegen, bevor Sie sich aufrichten.

Erleichterung

Stellen Sie im Kniestand die Zehen auf, bevor Sie sich nach unten dehnen. Oder stellen Sie ein Bänkchen über Ihre Füße, auf dem Sie sich abstützen können.

Wirkung auf körperlicher Ebene
- dehnt die ganze Körpervorderseite
- verstärkt die Durchblutung der Nieren
- öffnet den Brustraum, vertieft die Atmung
- regt den Lymphfluss im Leistenbereich an

Wirkung auf emotionaler und mentaler Ebene
- wirkt angstlösend
- stärkt das Selbstvertrauen

Affirmation
Ich sammle mich, um neue Energien zu gewinnen.

Haltung des Kindes (Garbhasana)

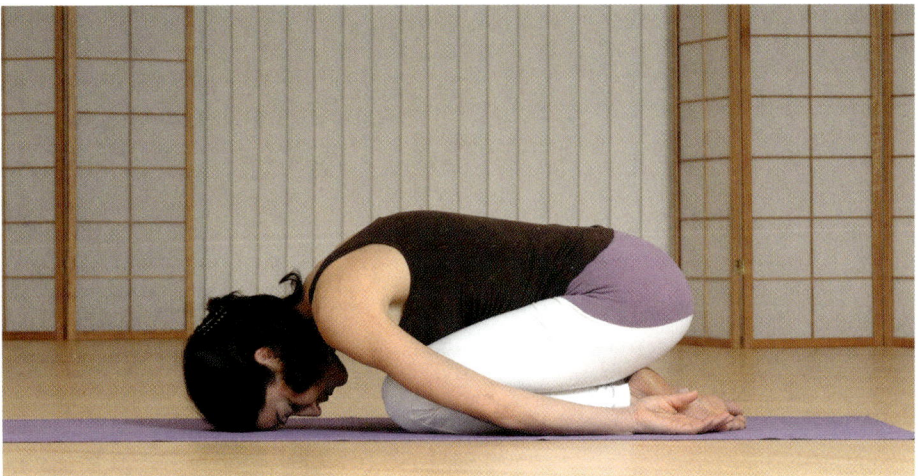

- Begeben Sie sich in den Kniestand und lassen Sie die Fersen auseinander fallen, sodass sie eine Art Schale bilden.
- Setzen Sie sich in diese Schale und kommen Sie ausatmend mit der Stirn langsam zum Boden.
  Sie können die Arme nach vorne strecken oder nach hinten, parallel zum Körper. Der Nacken ist weich und entspannt, die Schultern »fließen« zum Boden.
- Bleiben Sie mehrere Atemzüge lang in dieser Haltung. Stellen Sie sich einen harmonischen Energiefluss vom Scheitel bis zum Steißbein vor. Atmen Sie tief in den Bauch- und Beckenraum.
- Bleiben Sie in dieser Haltung so lange es Ihnen angenehm ist, bevor Sie sich einatmend aufrichten.

Intensivierung

Aktivieren Sie einatmend den Beckenboden, ziehen Sie das Steißbein zum Boden und rollen Sie den Kopf nach vorn, von der Stirn in Richtung Scheitel, sodass der Nacken ganz rund wird. Damit entsteht einatmend ein Spannungsbogen, der die ganze Wirbelsäule einbezieht. Ausatmend entspannen Sie den Beckenboden und die ganze Wirbelsäule. Die Stirn liegt wieder auf dem Boden, der Nacken ist locker. Wiederholen Sie die Bewegung mehrmals.

Erleichterung

Legen Sie die Fäuste oder ein Kissen unter die Stirn und/oder ein Kissen zwischen Ober- und Unterschenkel, um die Übung angenehmer zu gestalten.

Wirkung auf körperlicher Ebene
- entspannt den ganzen Körper
- verbessert die Durchblutung der Bauchorgane sowie des Kopfes
- entspannt das Nervensystem

Wirkung auf emotionaler und mentaler Ebene
- stärkt das Vertrauen ins Leben
- erleichtert das Loslassen
- weckt liebevolle Gefühle

Affirmation

Ich vertraue dem Leben.

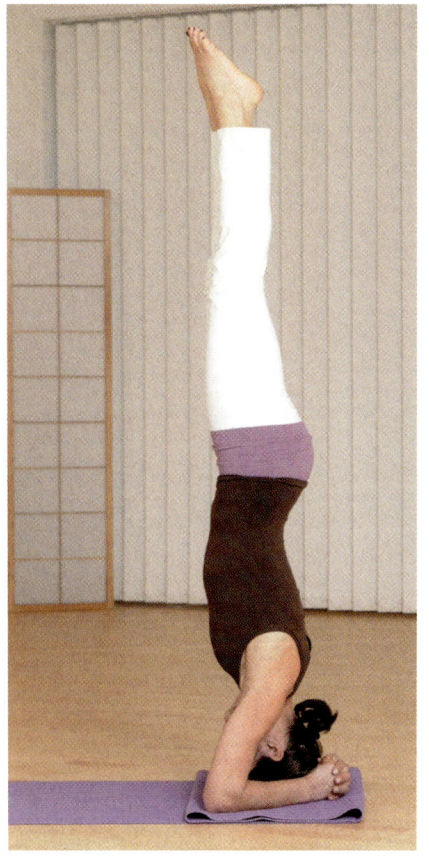

Kopfstand (Sirshasana)

Der Kopfstand, eine der herausragenden Stellungen, wird wegen seiner zahlreichen geistigen und körperlichen Wirkungen häufig »Königin der Asanas« genannt und als Allheilmittel für sämtliche menschliche Leiden angesehen. Er ist die intensivste Umkehrhaltung und daher sehr empfehlenswert. Allerdings setzt Sirshasana eine gesunde Halswirbelsäule und eine gute Schulter-Nacken-Muskulatur voraus. Voraussetzung für den Kopfstand ist der sichere Stand im Schulterstand (siehe Seite 83). Menschen mit einer geschädigten Halswirbelsäule, starkem Übergewicht oder extrem hohem Blutdruck sollten den Kopfstand vermeiden. Achten Sie auf eine rutschfeste Unterlage und falten Sie zusätzlich eine Matte oder Decke, die Sie unter den Kopf legen.

- Kommen Sie in die Stellung des Kindes (Garbhasana) und entspannen Sie bewusst Schultern, Nacken und Stirnraum.
- Im nächsten Schritt bilden Sie eine stabile Basis mit den Ellbogen. Legen Sie die Unterarme parallel vor Ihre Knie, die linke Hand und der rechte Ellbogen berühren sich und die rechte Hand und der linke Ellbogen. Damit ist gewährleistet, dass die Ellenbogen den richtigen Abstand voneinander haben.
- Strecken Sie die Unterarme nach vorne und verschränken Sie die Finger locker ineinander. Die Position der Ellenbogen ändert sich nicht mehr.
- Legen sie den Kopf auf den Boden in die gefalteten Hände. Finden sie den »stimmigen« Punkt ihrer Kopfkrone zwischen Stirn und Scheitel, ihre Hände umfassen den Hinterkopf und stützen ihn so.
- Heben Sie die Knie langsam und strecken Sie die Beine, dadurch wird das Becken nach oben gedrückt, sodass der Körper ein umgekehrtes V bildet. Ellenbogen bleiben fest und stabil auf dem Boden.

- Bewegen Sie die Füße in kleinen Schritten Richtung Kopf, der Rücken richtet sich dadurch immer mehr auf.
- Kommen Sie so nahe zum Körper, bis sie spüren, dass der Rücken ganz gerade und das Becken schließlich in einer Linie mit dem Kopf und dem Oberkörper ist.
- Heben Sie einen Fuß nach dem anderen vom Boden ab, beugen die Knie und ziehen sie in Richtung Brust. Die Ellbogen spüren Sie weiterhin fest als Basis auf dem Boden.
- Diese Stellung wird der »halbe Kopfstand« genannt. In dieser Position ist es wichtig, Festigkeit zu entwickeln. Die Beine sollen leicht und die Wirbelsäule stark werden.
- Erst wenn Sie sicher und mühelos diese Position halten können, üben sie die nächsten Schritte zum ganzen Kopfstand weiter.
- Bringen Sie aus der zuletzt erreichten Position die Knie nach oben, dabei öffnet sich das Becken und die Fersen zeigen zum Gesäß.
- Von dort aus strecken Sie langsam die Knie, bis die Füße und schließlich die Zehen zur Decke zeigen.
- Die Schultern drücken Sie in Richtung Ellenbogen, damit sie im Brustbereich aufgerichtet bleiben und möglichst wenig Druck auf Kopf und Nacken lastet. Achten Sie darauf, dass Sie die Wirbelsäule gerade halten und nicht ins Hohlkreuz ausweichen. Ihre Beine sind geschlossen. Atmen Sie gleichmäßig und schauen Sie gerade nach vorne.
- Die Haltung wird in umgekehrter Reihenfolge aufgelöst: Zuerst beugen Sie die Knie, dann kippen Sie das Becken, bringen die Füße zum Boden und setzen sich auf die Fersen. In der Stellung des Kindes (Ausgangsstellung) entspannen Sie sich und spüren nach.
- Wenn Sie den Kopfstand allein üben, sollten Sie unbedingt anfangs an der Wand üben. Dabei gehen Sie mit dem Kopf so nahe wie möglich an die Wand, um ein starkes Hohlkreuz zu vermeiden.

Erleichterung

Gehen Sie in die Ausgangshaltung bis zu dem Punkt, an dem der Kopf in der Schale der Hände ruht und die Beine durchgestreckt werden. Kommen Sie mit den Füßen so nahe an den Körper heran, bis sich die Wirbelsäule senkrecht zum Boden befindet und Nacken und Rücken eine gerade Linie bilden. Auch ohne die Beine abzuheben, entwickelt diese Haltung eine sehr positive Wirkung.

Wirkung auf körperlicher Ebene
- Kräftigt Arm- und Schultermuskulatur
- entlastet die inneren Organe
- regt die Durchblutung an
- entlastet das Herz

Wirkung auf emotionaler und mentaler Ebene
- wirkt harmonisierend und in besonderer Weise belebend
- öffnet das Bewusstsein für die Meditation

Affirmation
Ich bin frei.

Übungen aus der Sitzhaltung

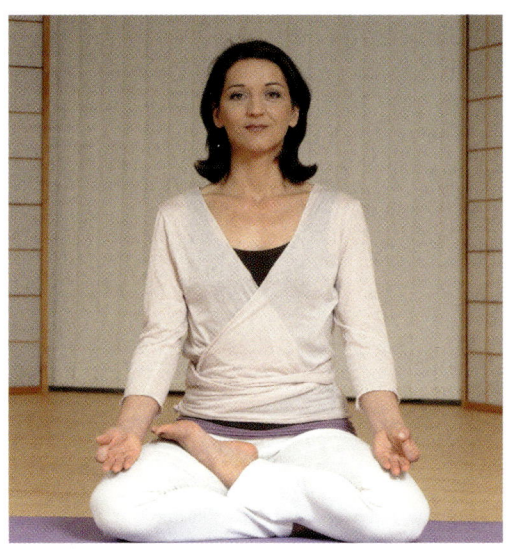

Halber Lotussitz
(Ardha Padmasana)

- Setzen Sie sich mit gestreckten Beinen auf den Boden (auf ein Kissen oder eine zusammengefaltete Decke), das Becken sollte etwas höher sein als die Füße.
- Grätschen Sie die Beine und ziehen Sie zuerst den einen, dann den anderen Fuß zum Körper heran.
- Ziehen Sie einen Fuß so nahe wie möglich zum Schambein heran. Winkeln Sie den anderen Fuß an, drehen Sie die Fußsohle nach oben und legen sie den Fuß auf die Oberseite des anderen Oberschenkels, möglichst nahe zur Leiste. Beide Knie sollten dabei den Boden berühren.
- Richten Sie sich vom Becken bis zum Kopf gerade auf. Entspannen Sie die Schultern, indem Sie sich vorstellen, wie Sie sich bei jedem Ausatmen in den Schultern loslassen und im Becken niederlassen. Lassen Sie die Schultern in Ihrer Vorstellung nach hinten und unten »fließen«.
- Legen Sie die Handflächen auf die Knie oder nehmen Sie eine Handhaltung wie beispielsweise Jnana Mudra. Dazu werden die Hände mit den Handflächen nach oben auf die Knie gelegt, Zeigefinger werden gebeugt, Daumen liegen auf Zeigefingernägeln, die anderen Finger sind gestreckt.
- Lassen Sie Ihr Gesicht weich werden oder stellen Sie sich ein inneres Lächeln vor und bleiben Sie möglichst mehrere Minuten in dieser Stellung.
- Lösen Sie die Haltung auf und schütteln Sie die Beine etwas aus.

Intensivierung
Nehmen Sie den vollen Lotussitz ein, indem Sie beide Füße mit den Fußsohlen nach oben auf die Oberschenkel des anderen Beins beziehungsweise in die Leiste legen.

Erleichterung

Winkeln Sie die Beine bei gleicher Ausgangsstellung an und ziehen Sie die Füße nahe zum Schambein heran, sodass sie voreinander liegen. Nehmen Sie die Grundhaltung ein und legen Sie unter jedes Knie ein Kissen oder eine Decke, sodass Sie entspannt sitzen können.

Die Haltung sollte bei akuten oder chronischen Knie- oder Hüftbeschwerden nicht eingenommen werden. Wählen Sie in diesem Fall eine andere Variante, wie zum Beispiel den Reitersitz, oder benutzen Sie ein Kniebänkchen.

Wirkung auf körperlicher Ebene
- dehnt Fuß-, Knie- und Hüftgelenke
- kräftigt die Lendenwirbelsäule
- fördert die innere Aufrichtung und bringt Klarheit

Wirkung auf emotionaler und mentaler Ebene
- beruhigt und entspannt
- wirkt herzöffnend
- öffnet für höhere Bewusstseinsinhalte

Affirmation

Ich schöpfe aus den Kräften des Unbewussten und integriere sie in mein Bewusstsein.

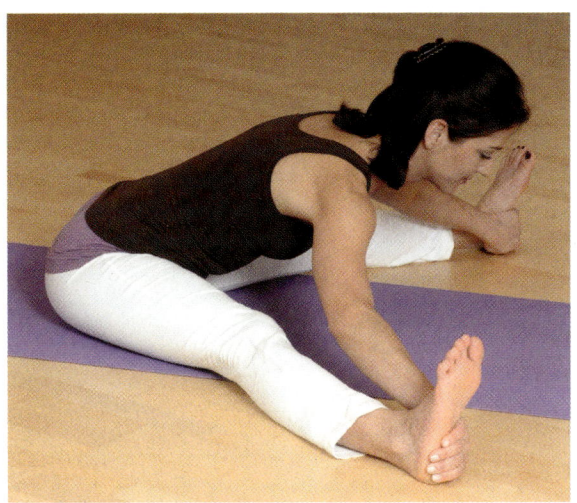

Vorwärtsbeuge im gegrätschten Sitz (Variante von Pashimottanasana)

- Setzen Sie sich mit geradem Rücken und gestreckten Beinen auf den Boden.
- Grätschen Sie die Beine, die Zehen zeigen dabei nach oben, der Rücken bleibt gerade, der Blick ist schräg nach vorne gerichtet.
- Breiten Sie die Arme aus und kommen Sie mit geradem Rücken so weit wie möglich nach vorne und unten, bis Sie die Zehen oder Knöchel fassen können.
- Dehnen Sie das Brustbein nach vorne, aktivieren Sie beim Einatmen die Beckenbodenmuskulatur und lassen Sie Sitzhöcker und Steißbein nach hinten streben.
- Beim Ausatmen entspannen Sie die Muskulatur, beim Einatmen aktivieren Sie sie wieder und dehnen etwas weiter nach unten.
- Mehrmals wiederholen, dann loslassen und langsam aufrichten.

Intensivierung

Winkeln Sie bei gleicher Ausgangsposition zuerst das linke Bein an und ziehen Sie den Fuß so nahe wie möglich an den Körper heran, das Knie fällt nach außen, das rechte Bein bleibt gestreckt. Legen Sie um den rechten Fuß den Gurt und umfassen Sie ihn mit beiden Händen. Dehnen Sie mit Hilfe des Gurts den Oberkörper sorgsam nach unten zum gestreckten Bein, der Rücken bleibt dabei gerade, der Nacken langgedehnt. Bleiben Sie mehrere Atemzüge in dieser Haltung.

Wenn Ihnen diese Dehnung leicht gelingt, legen Sie den Gurt weg und umfassen Sie den Fuß des ausgestreckten Beins mit beiden Händen. Nach einigen Atemzügen lösen Sie die Übung auf, indem Sie sich mit geradem Rücken aufrichten. Spüren Sie kurz nach, bevor Sie die Seite wechseln.

Erleichterung

Legen Sie bei gleicher Ausgangsstellung die Hände zwischen den Beinen nach vorne auf den Boden und strecken Sie die Arme. Der Rücken ist gerade aufgerichtet und der Nacken gestreckt. Heben Sie Ihr Brustbein und kommen Sie mit geradem Rücken so weit wie möglich nach vorne. Lösen Sie einatmend die Übung auf, legen Sie sich auf den Rücken und ziehen Sie zur Entspannung die Knie an die Brust heran.

Wirkung auf körperlicher Ebene
- dehnt den Rücken und die Rückseite der Beine
- verstärkt die Durchblutung im Bauchraum
- dehnt den ganzen Schulter- und oberen Brustbereich

Wirkung auf emotionaler und mentaler Ebene
- führt zum inneren »Aufatmen«
- befreit und öffnet für neue Gedanken und Einsichten

Affirmation

Eine gesunde Spannung hilft mir dabei, mich weiterzuentwickeln.

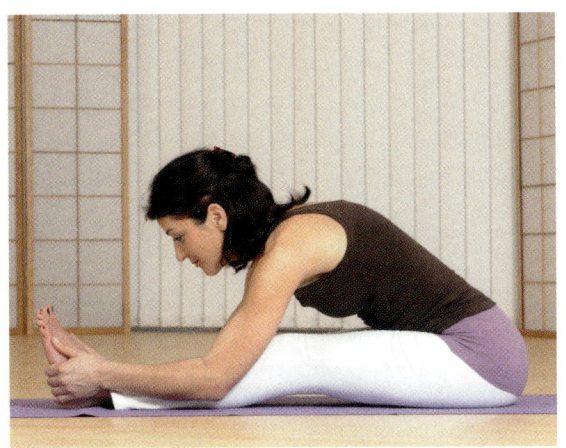

Vorwärtsbeuge im Sitzen
(Paschimottanasana)

- Setzen Sie sich mit ausgestreckten Beinen auf den Boden. Stützen Sie sich kurz mit den Händen hinter dem Körper ab, um den Rücken noch gerader aufzurichten.
- Heben Sie mit dem Einatmen die Arme gestreckt nach oben und kommen Sie mit dem Ausatmen mit geradem Rücken nach vorne, bis Sie Fußknöchel oder Zehen umfassen können. Wenn Ihnen das schwerfällt, können Sie einen Gurt oder ein Tuch um die Füße legen, die Enden fassen und damit den Körper sanft nach vorne ziehen.
- Aktivieren Sie mit dem Einatmen Ihre Beckenbodenmuskulatur; Sitzhöcker und Steißbein streben nach hinten.
- Drücken Sie das Brustbein etwas nach vorne, sodass sich Ihr oberer Rücken noch mehr aufrichtet.
- Halten Sie die Spannung mehrere Atemzüge lang, entspannen Sie mit dem Ausatmen Ihren Beckenboden und wiederholen Sie die Übung noch einmal.
- Die Übung heißt übersetzt »Dehnung nach dem Westen«. Geht man davon aus, dass der Kopf zum Osten zeigt, wird das Becken, Steißbein und Kreuzbein nach Westen gedehnt. Brustwirbelsäule, Nacken und Kopf bleiben aufgerichtet aber entspannt, während Kreuzbein und Steißbein aktiv nach hinten gedehnt werden, so als ob Sie die Wirbelsäule über den Körper hinaus verlängern würden.

Intensivierung

Setzen Sie sich mit geradem Rücken und gestreckten Beinen auf den Boden. Drücken Sie die Kniekehlen ein paar Mal zum Boden, dann bleiben die Beine gestreckt, die Knie locker. Richten Sie den Rücken gerade auf, dehnen Sie den Nacken und strecken Sie die Arme beiderseits der Ohren nach oben. Heben Sie das Brustbein und ziehen Sie die Schultern etwas nach hinten und unten. Aktivieren Sie mit dem nächsten Einatmen die Beckenbodenmuskulatur und kommen Sie ausatmend mit gestreckten Armen und geradem Rücken nach vorne und unten. Der Nacken bleibt dabei lang, der Kopf in Verlängerung der Halswirbelsäule. Sitzhöcker und Steißbein streben nach hinten, das Gesicht bewegt sich in Richtung Knie (die Haltung wird oft als Kniekuss bezeichnet). Die Beine bleiben gestreckt.

Umfassen Sie die Beine oder Füße und bleiben Sie mit geradem Rücken einige Atemzüge lang in dieser Haltung. Sie können jeweils beim Einatmen die Beckenbodenmuskeln aktivieren, beim Ausatmen lockerlassen. Lösen Sie die Hände und kommen Sie mit gestreckten Armen und geradem Rücken wieder in die aufrechte Sitzhaltung (Sie können die Knie anwinkeln, um das Aufrichten zu erleichtern).

Erleichterung

Kommen Sie in die sitzende Ausgangsstellung und legen Sie die verschränkten Arme auf einem Hocker oder Stuhl vor sich ab, sodass Ihr Rücken gerade bleiben kann. Üben Sie so lange in dieser Position, bis die Muskulatur weicher geworden ist und Sie ein niedriges Bänkchen oder einen Block wählen können.

Benutzen Sie einen Gurt oder einen Gürtel, den Sie um Ihre Füße legen und mit beiden Händen halten, um sich langsam und geduldig mit geradem Rücken weiter nach unten zu ziehen.

Vorsicht bei Bandscheibenbeschwerden: Üben Sie entweder mit angewinkelten Knien oder vermeiden Sie die Übung.

Wirkung auf körperlicher Ebene
- dehnt den ganzen Rücken
- entspannt die Wirbelsäule und verbessert die Durchblutung im Bauch- und Beckenraum
- löst Blockaden und fördert die Entgiftung

Wirkung auf emotionaler und mentaler Ebene
- fördert das Loslassen
- entwickelt Geduld

Affirmation

Das Vergangene ist wie fruchtbarer Dünger für mein zukünftiges Leben.

Halber Drehsitz (Matsyendrasana)

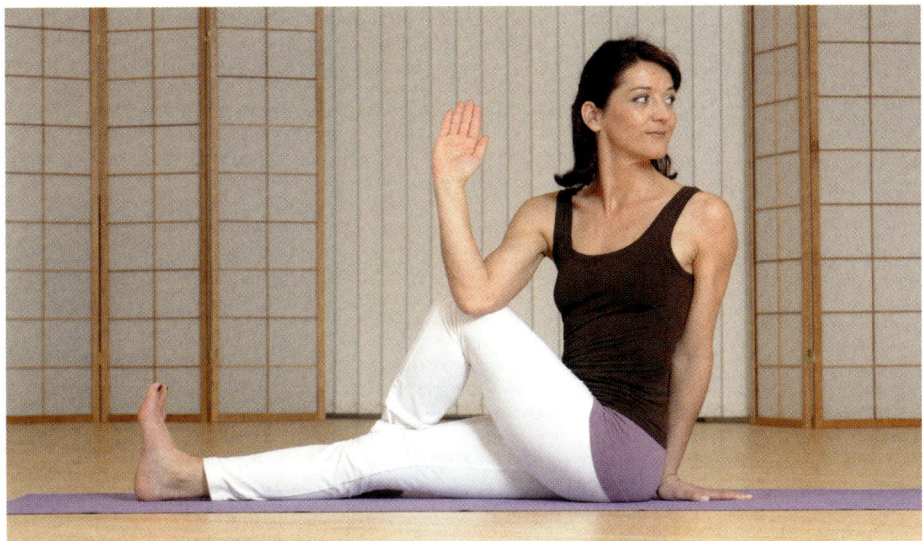

- Setzen Sie sich mit geschlossenen und gestreckten Beinen auf den Boden und richten Sie den Rücken gerade auf.
- Stellen Sie das linke Bein auf, das rechte bleibt gestreckt (Zehen zeigen zum Körper). Überkreuzen Sie dann das gestreckte Bein mit dem linken Fuß, den Sie an die Außenseite des rechten Knies stellen.
- Stellen Sie die linke Hand in der Mitte hinter dem Rücken und so nahe wie möglich am Rücken auf. Strecken Sie wenn möglich den Arm, um den Rücken noch mehr aufzurichten.
- Legen Sie den rechten Ellbogen an die Außenseite des linken aufgestellten Knies und drücken Sie das Knie damit nach rechts.
- Drehen Sie den Oberkörper und den Kopf so weit wie möglich nach links und schauen Sie nach hinten über die Schulter.
- Achten Sie darauf, dass beide Sitzhöcker fest verwurzelt bleiben und richten Sie den Rücken gerade auf. Stellen Sie sich eine unsichtbare Schnur vor, die den Scheitel nach oben zieht.
- Bleiben Sie in dieser Haltung mehrere Atemzüge lang, lösen Sie die Haltung auf, indem Sie den Oberkörper zurückdrehen und beide Arme lösen.
- Spüren Sie nach, bevor Sie zur anderen Seite üben.

Intensivierung

Bei gleicher Ausgangsposition strecken Sie den rechten Arm, drücken Sie das aufgestellte linke Knie noch weiter nach rechts und legen Sie die rechte Hand auf den rechten Unterschenkel oder wenn möglich auf das ausgestreckte linke Bein, das heißt auf den linken Unterschenkel Damit wird die Drehung des Oberkörpers nach links noch verstärkt.

Erleichterung

Setzen Sie sich mit der rechten Körperseite an eine Wand, richten Sie den Rücken gerade auf und winkeln Sie die Beine an. Stellen Sie den linken Arm hinter dem Rücken ab, mit der rechten Hand umfassen Sie die Knie. Drehen Sie sich nach links und versuchen Sie, möglichst beide Schultern an die Wand zu drücken. Lösen Sie die Übung auf, spüren Sie nach und wechseln Sie zur anderen Körperseite.

Wirkung auf körperlicher Ebene
- führt zur Aufrichtung der Wirbelsäule
- verbessert die Beweglichkeit der Brustwirbelsäule
- aktiviert die Atmung

Wirkung auf emotionaler und mentaler Ebene
- bringt ein befreiendes Gefühl
- verstärkt das Gefühl einer inneren Mitte
- wirkt beruhigend auf das Nervensystem und macht trotzdem wach

Affirmation

Ich bin beweglich – im Körper und im Geist.

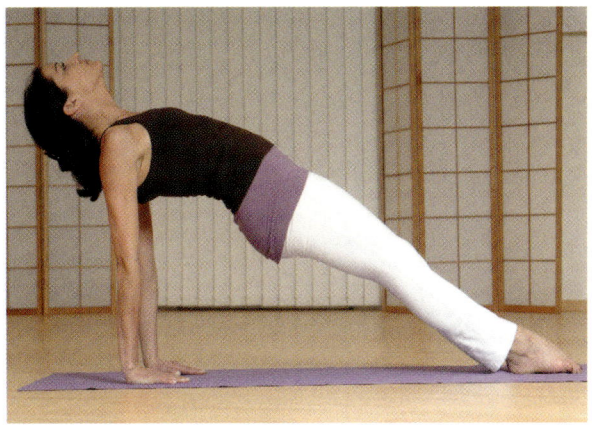

Schiefe Ebene (Katikasana)

- Setzen Sie sich mit ausgestreckten Beinen auf den Boden. Stützen Sie die Arme hinter dem Rücken ab. Die Hände liegen hinter dem Gesäß, nahe an den Sitzhöckern. Die Finger zeigen in Richtung Füße.
- Strecken Sie mit dem Einatmen den Rücken, aktivieren Sie den Beckenboden und drücken Sie sich aus den Händen und Armen nach oben. Der Rücken bleibt dabei gerade durchgestreckt, die Fußsohlen stehen fest am Boden. Der Blick wird nach oben gerichtet.
- Achten Sie darauf, dass der Nacken während der Übung gestreckt bleibt und dass beide Hüftknochen in einer geraden Linie bleiben.
- Stellen Sie sich vor, wie Sie Schambein und Steißbein in einer Linie zu den Knien und Füßen verlängern.
- Halten Sie die Spannung einige Atemzüge, bevor Sie das Becken ausatmend ablegen und nachspüren.

Intensivierung

Heben Sie abwechselnd die gestreckten Beine zur Decke, ohne die gerade Körperhaltung zu verlieren.

Wirkung auf körperlicher Ebene
- kräftigt Nacken- und Schultermuskulatur
- kräftigt Fuß-, Bein- und Beckenbodenmuskulatur
- aktiviert das Nabel-Chakra

Wirkung auf emotionaler und mentaler Ebene
- stärkt das Vertrauen in die eigene Kraft
- hilft bei der Überwindung von Zweifeln

Affirmation
Stärke und Mut füllen meine Körperzellen.

Übungen aus der Rückenlage

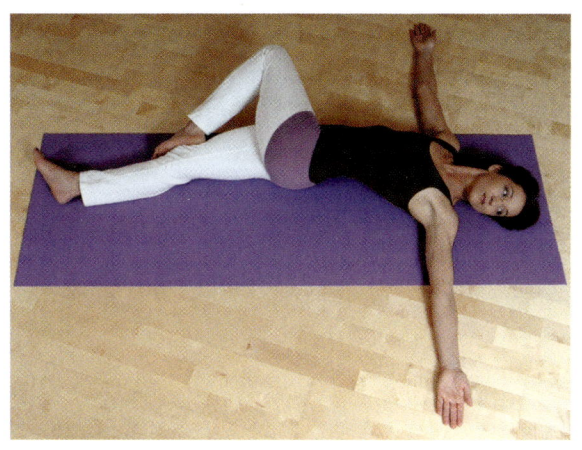

Das Krokodil (Nakrasana)

- Legen Sie sich mit ge- streckten Beinen auf den Rücken und breiten Sie die Arme nach rechts und links zur Seite aus, die Handflä- chen zeigen nach oben. Beide Schultern liegen fest auf dem Boden.
- Winkeln Sie das rechte Bein an und stellen Sie den Fuß aufs linke Knie (unser Bild zeigt bereits die Drehung zur anderen Seite, die folgt). Bringen Sie mit dem Ausatmen das Knie und die Hüfte nach links und drehen Sie den Kopf dabei nach rechts.
- Aktivieren Sie die rechte Seite der Beckenbodenmuskulatur und schieben Sie den rechte Sitzbeinhöcker sowie das Steißbein nach unten, sodass der untere Rücken lang wird.
- Halten Sie die Spannung mehrere Atemzüge lang und kommen Sie dann ausat- mend zur Mitte zurück.
- Spüren Sie kurz nach, bevor Sie zur anderen Seite wechseln.

Intensivierung
Drücken Sie bei gleicher Ausgangsposition mit der rechten Hand das Knie noch etwas weiter nach unten, die linke Schulter bleibt am Boden.

Erleichterung
Um die Übung zu erleichtern oder wenn Sie unter Rückenschmerzen leiden, legen Sie sich auf den Rücken und breiten Sie die Arme in Schulterhöhe aus, die Hand- flächen zeigen nach oben. Stellen Sie beide Beine auf, Füße und Knie eng zusam- men. Drehen Sie mit dem Ausatmen den Kopf nach links und lassen Sie die Knie und das Becken nach rechts kommen. Bleiben Sie einige Atemzüge, kommen Sie einatmend zur Mitte und ausatmend zur anderen Seite.

Wirkung auf körperlicher Ebene
- entlastet den Rücken und löst Rückenverspannungen
- wirkt anregend auf die Verdauung
- dehnt den Brustkorb

Wirkung auf emotionaler und mentaler Ebene
- entspannt auf allen Ebenen
- wirkt auf der Gefühlsebene öffnend

Affirmation
Ich nehme mich an, so wie ich bin, mit allen Licht- und Schattenseiten.

Der Fisch (Matsyasana)

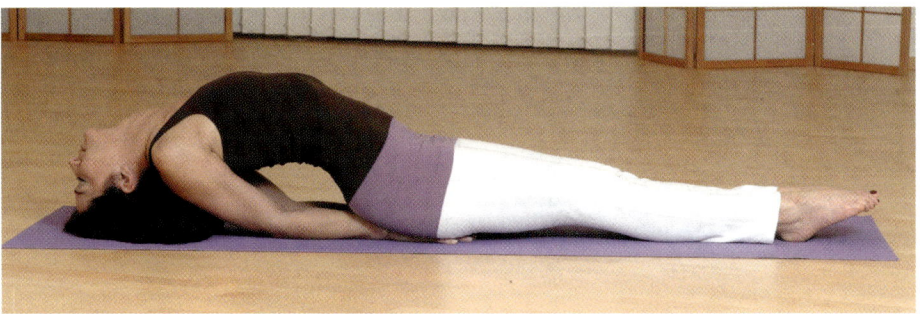

- Legen Sie sich auf den Rücken, stellen Sie die Beine auf, drücken Sie einige Male den unteren Rücken zum Boden und lassen Sie die Spannung wieder los.
- Dehnen Sie den Nacken lang, drücken Sie den Nacken zum Boden und lassen Sie die Spannung wieder los.
- Legen Sie die gestreckten Arme unter den Körper, die Hände liegen übereinander unter dem Po. Bringen Sie die Oberarme so weit wie möglich unter den Rücken, die Schulterblätter kommen dabei zusammen. So wölbt sich der Brustkorb etwas nach oben.
- Strecken Sie die Beine aus, die Zehen können gestreckt oder zum Körper herangezogen werden.

- Heben Sie einatmend den Brustkorb, indem Sie die Ellbogen kräftig auf den Boden drücken und die Schulterblätter noch mehr zusammenziehen. Der Brustkorb wölbt sich nach oben, der Kopf liegt leicht mit dem Scheitel auf dem Boden auf. Achten Sie darauf, dass kein Druck auf dem Kopf oder am Hals entsteht.
- Atmen Sie drei- bis fünfmal tief ein und aus. Senken Sie mit dem Ausatmen den Brustkorb, ziehen Sie zur Entspannung die Knie an den Körper heran und wiederholen Sie die Übung nach einem kurzen Nachspüren.

Erleichterung

Legen Sie ein Kissen oder eine zusammengerollte Decke unter die Brustwirbelsäule.

Vorsicht: Wenn Sie unter einer Schilddrüsenüberfunktion leiden, kann die Übung anfangs als unangenehm empfunden werden. Dann sollten Sie nur kurz üben und sich langsam steigern. Bei Bandscheibenproblemen in der Halswirbelsäule ist die Übung nicht zu empfehlen.

Wirkung auf körperlicher Ebene
- befreit von Blockaden im Brustraum
- aktiviert den gesamten Stoffwechsel
- aktiviert und vertieft die Atmung
- wirkt ausgleichend auf die Schilddrüsenfunktion

Wirkung auf emotionaler und mentaler Ebene
- gibt ein Gefühl der Weite und Offenheit
- fördert Konzentration und geistige Wachheit

Affirmation

Ich befreie mich aus allen Verstrickungen und aus aller Enge.

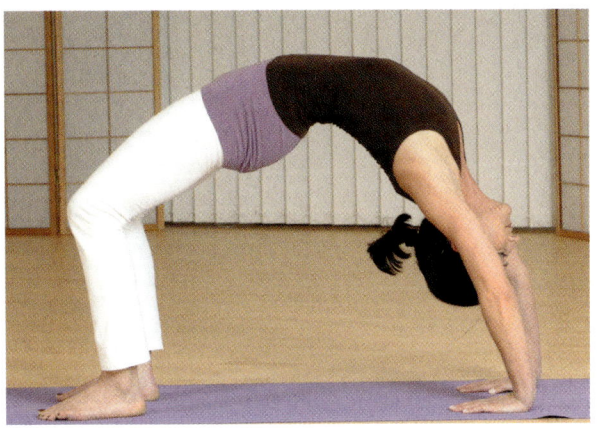

Das Rad (Chakrasana)

- Legen Sie sich mit angewinkelten, gegrätschten Beinen auf den Boden und ziehen Sie die Füße so nahe wie möglich zum Gesäß.
- Legen Sie die Handflächen neben die Ohren, die Fingerspitzen zeigen zu den Schultern.
- Heben Sie ausatmend das Becken und drücken Sie den Oberkörper mit den Armen so weit nach oben, dass der Kopf zunächst auf dem Scheitel ruht.
- Mit dem nächsten Ausatmen drücken Sie sich von den Handballen aus kräftig nach oben.
- Atmen Sie tief und regelmäßig, strecken Sie dabei Ellbogen und Knie immer mehr durch, bis der Körper einen Bogen bildet.
- Kommen Sie langsam aus der Stellung heraus, indem Sie zuerst den Scheitel wieder abstützen, dann das Becken senken, die Ellbogen anwinkeln und ablegen.

Erleichterung

Um die Übung zu erleichtern oder wenn Sie unter Rückenschmerzen, Schmerzen in den Hand- und/oder Kniegelenken leiden, legen Sie sich auf den Rücken, die Füße schulterbreit auseinander, die Arme liegen neben dem Körper. Stellen Sie die Beine auf und ziehen Sie die Fersen so nahe wie möglich zum Körper heran. Strecken Sie die Hände so weit wie möglich Richtung Füße. Atmen Sie ein und heben Sie Brust, Hüfte und Oberschenkel an. Senken Sie nach einigen Atemzügen den Rumpf wieder ab und ziehen Sie zur Entspannung die Knie an die Brust heran.

Vorsicht: Bei Bandscheibenproblemen ist die Übung nicht zu empfehlen.

Wirkung auf körperlicher Ebene
- kräftigt Füße und Beine, Arme und Handgelenke
- dehnt den Rumpf und aktiviert die Atmung
- verbessert die Kopfdurchblutung

Wirkung auf emotionaler und mentaler Ebene
- wirkt aktivierend auf das gesamte Nervensystem und vitalisiert auf allen Ebenen
- verbessert Konzentration und geistige Wachheit

Affirmation
Ich bin erwacht – voller Energie – voller Begeisterung!

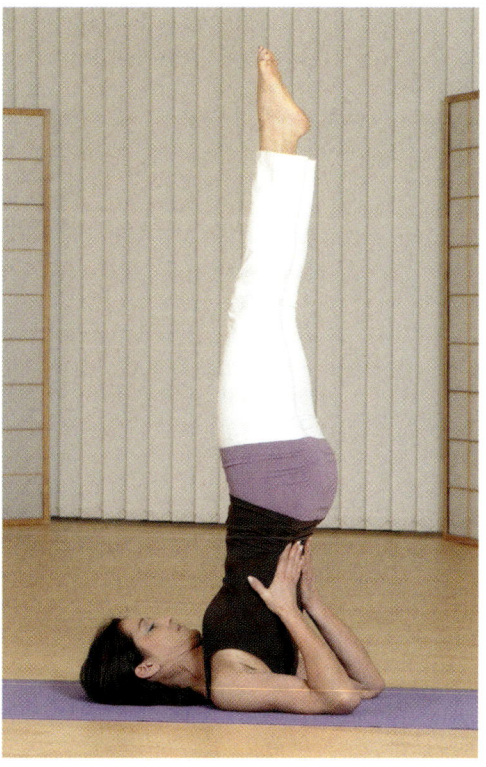

Der Schulterstand (Sarvangasana)
- Legen Sie sich auf den Rücken, der Nacken ist gestreckt, die Arme liegen neben dem Körper.
- Winkeln Sie mit dem Ausatmen die Beine an und bringen Sie die Knie mit etwas Schwung über den Kopf.
- Stützen Sie den unteren Rücken mit den Händen ab. Ziehen Sie die Schultern nach unten (weg von den Ohren) und bringen Sie die Schulterblätter so weit wie möglich zusammen.
- Strecken Sie die Beine nach oben und richten Sie den Rücken dabei so gerade wie möglich auf.
- Aktivieren Sie Beckenboden- und Gesäßmuskulatur – dadurch wird der Rücken noch etwas mehr ge-

streckt – und drücken Sie Ihr Brustbein nach vorne. Bleiben Sie einige Atemzüge in dieser Stellung.

- Winkeln Sie ausatmend die Beine an, entspannen Sie die Beckenbodenmuskulatur und rollen Sie langsam Wirbel für Wirbel wieder ab.

Intensivierung

Wenn Sie den Rücken aus eigener Kraft gerade halten können, legen Sie die Arme parallel zur Matte ab, die Handflächen liegen dabei auf dem Boden. Stützen Sie den Rücken wieder ab, bevor Sie in die Rückenlage zurückkommen.

Wirkung auf körperlicher Ebene
- löst Stauungen und Blockaden
- verbessert die Durchblutung und entlastet das Herz
- aktiviert die Sauerstoffversorgung des Gehirns

Wirkung auf emotionaler und mentaler Ebene
- wirkt emotional entspannend und befreiend
- stärkt die Verbindung zum Geistigen

Affirmation

Mein Selbst erstrahlt wie ein Juwel in meinem Körper.

Der Pflug (Halasana)

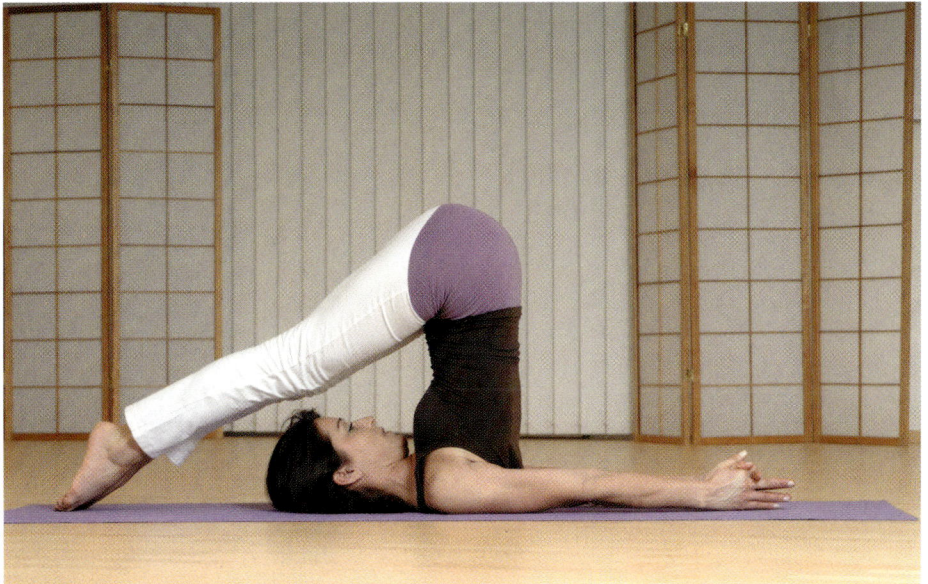

- Legen Sie sich auf den Rücken, der Nacken ist gestreckt, das Kinn ist leicht zur Brust gebeugt und die Arme liegen neben dem Körper.
- Ziehen Sie die Knie zur Brust heran und kommen Sie mit einem leichten Schwung nach oben, bis sich die Knie über dem Kopf befinden. Sie können dabei den Rücken mit den Händen abstützen, die Ellbogen so nahe wie möglich beieinander.
- Strecken Sie die Beine nach hinten durch und stellen Sie die Füße hinter dem Kopf auf.
- Legen Sie die Arme neben den Körper und ziehen Sie die Schultern weg von den Ohren.
- Aktivieren Sie Ihren Beckenboden, drücken Sie das Steißbein nach oben und schieben Sie die Fersen kräftig vom Körper weg, sodass ein Zug von den Sitzhöckern bis zu den Fersen entsteht.
- Bleiben Sie mehrere Atemzüge in dieser Haltung, winkeln Sie dann die Beine wieder an und rollen Sie langsam Wirbel für Wirbel zurück.

Intensivierung

Legen Sie bei gleicher Ausgangsposition beide Knie neben den Ohren ab und strecken Sie, um die Übung wieder aufzulösen, die Beine noch einmal nach hinten, bevor Sie die Knie zum Kopf heranziehen und die Beine ablegen.

Erleichterung

Legen Sie die Füße auf einem Hocker oder einem Block ab, je nachdem, welche Höhe Ihnen angenehm ist.

Wirkung auf körperlicher Ebene
- dehnt die ganze Körperrückseite und aktiviert die Wirbelsäulentätigkeit
- entlastet die Bauchorgane und regt die Verdauung an
- fördert die Kopfdurchblutung
- regt die Schilddrüse an

Wirkung auf emotionaler und mentaler Ebene
- befreiend und entlastend
- fördert die Konzentration
- macht wach

Affirmation

Neues Bewusstsein durchflutet mein Gehirn.

Der Bär (Rkshasasana)

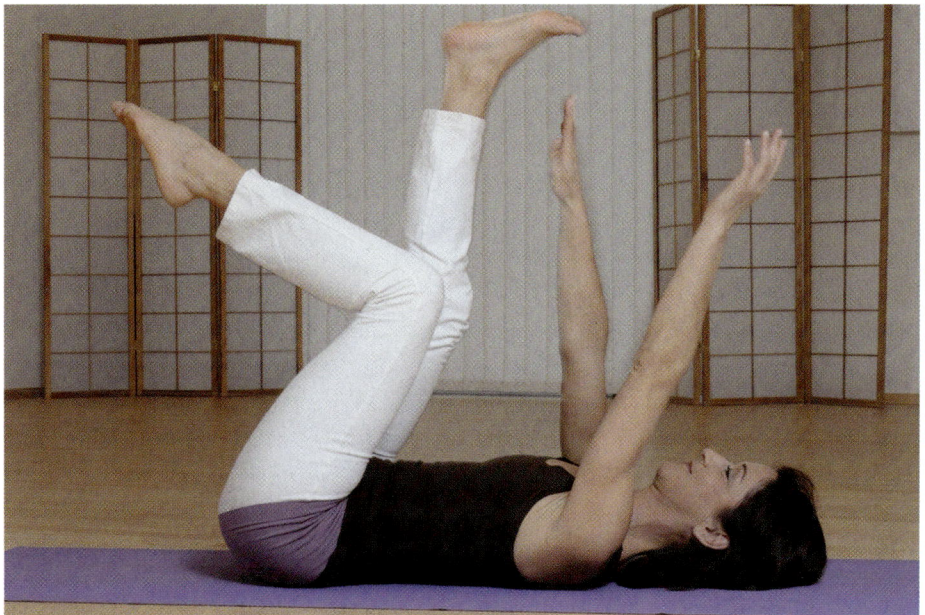

- Legen Sie sich auf den Rücken und strecken Sie Arme und Beine locker zur Decke.
- Schütteln Sie Arme und Beine kräftig aus, lockern Sie dabei den ganzen Körper.

Wirkung auf körperlicher Ebene
- lockert den ganzen Körper
- regt die Durchblutung in den Gelenken an

Wirkung auf emotionaler und mentaler Ebene
- entspannend
- vermittelt ein heiteres Gefühl

Affirmation
Ich pflege mein inneres Kind.

Übungen aus der Bauchlage

Die Kobra (Bhujangasana)

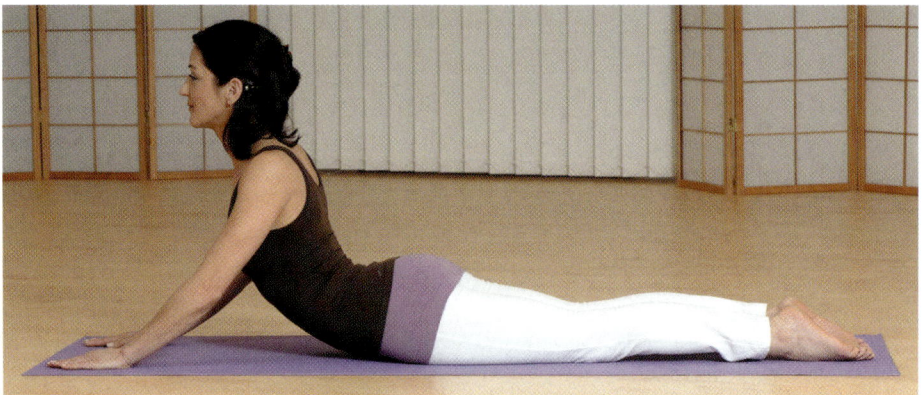

- Legen Sie sich auf den Bauch, die Stirn liegt auf dem Boden. Die Beine sind gestreckt, die Füße liegen mit dem Fußrücken auf. Die Hände liegen neben und etwas oberhalb des Kopfes (dabei sind die Ellbogen leicht nach außen angewinkelt).
- Drücken Sie das Schambein auf den Boden, spannen Sie die Beinmuskulatur an und aktivieren Sie die Beckenbodenmuskeln.
- Heben Sie mit dem Einatmen die Stirn, heben Sie den Oberkörper und drücken Sie sich von den Handwurzeln aus kräftig nach oben, bis die Arme gestreckt sind. Halten Sie dabei die Spannung in der Beinmuskulatur.
- Halten Sie die Ellbogen nahe am Körper und ziehen Sie sie Richtung Taille. Lassen Sie die Schulterblätter so weit wie möglich zueinander und nach unten kommen.
- Halten Sie diese Stellung mehrere Atemzüge lang und kommen Sie dann mit dem Ausatmen nach unten. Entspannen Sie Beckenboden und Beinmuskeln.
- Bevor Sie die Übung noch einmal wiederholen, visualisieren Sie diesen Ablauf einschließlich Beckenbodenaktivierung.
- Legen Sie zur Entspannung den Kopf auf die übereinander gelegten Hände und winkeln Sie ein Bein seitlich in Schlafstellung an.

Intensivierung

Winkeln Sie bei gleicher Ausgangsstellung die Beine an und dehnen Sie die Füße so weit wie möglich in Richtung Kopf. Dabei ist es besonders wichtig, die Beckenbodenspannung zu halten, um eine übermäßige Belastung der Lendenwirbelsäule zu verhindern.

Erleichterung

Um die Übung zu erleichtern oder wenn Sie unter Rückenbeschwerden und/oder Bandscheibenproblemen leiden, legen Sie ein flaches Kissen unter den Bauch, um die Lendenwirbelsäule zu entlasten.

Wirkung auf körperlicher Ebene
- kräftigt Bein- und Beckenmuskulatur
- kräftigt Schultern und Arme
- aktiviert den Energiefluss in der Wirbelsäule

Wirkung auf emotionaler und mentaler Ebene
- verstärkt Mut und Selbstvertrauen
- verbessert die Konzentration

Affirmation

Ich erhebe mich, bin wachsam und konzentriert.

Die Heuschrecke (Shalabhasana)

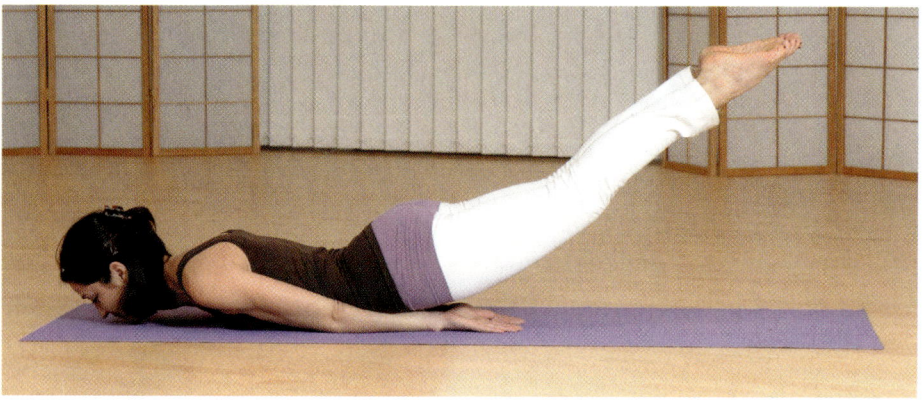

- Legen Sie sich auf den Bauch, die Arme liegen neben dem Oberkörper, die Beine sind geschlossen. Nehmen Sie Kontakt mit dem Boden auf, indem Sie tief aus- und einatmen. Wenn Sie Schmerzen im unteren Rücken haben, sollten Sie zur Entlastung der Lendenwirbelsäule bei dieser Übung ein kleines Kissen unter den Bauch legen.
- Legen Sie das Kinn auf den Boden und die gestreckten Arme unter Ihre Oberschenkel.
- Heben Sie einatmend und mit aktiviertem Beckenboden beide Beine aus der Hüfte heraus nach oben und bleiben Sie einige Atemzüge in dieser Haltung.
- Legen Sie ausatmend die Beine ab und ziehen Sie zur Entspannung ein Bein seitlich in Schlafhaltung an den Körper heran oder gehen Sie in die Haltung des Kindes (siehe Seite 64).

Intensivierung
Ballen Sie die Hände zu Fäusten und legen Sie sie unter die Leisten beziehungsweise Oberschenkel, bevor Sie beide Beine gestreckt heben.

Erleichterung
Um die Übung zu erleichtern oder wenn Sie unter Rückenbeschwerden leiden, heben Sie aus der gleichen Ausgangslage abwechselnd das rechte und das linke gestreckte Bein nach oben, ohne die Hüfte dabei zu verdrehen.

Wirkung auf körperlicher Ebene
- kräftigt den unteren Rücken sowie die Bauch- und Beckenmuskulatur
- verbessert die Durchblutung des Bauch- und Beckenraums

Wirkung auf emotionaler und mentaler Ebene
- fördert Lebenskraft und Lebensfreude
- aktiviert die sexuelle Energie

Affirmation
Ich bin voller Kraft und Energie, voller Freude und Glück am Dasein.

Augenübungen

Diese Übungen können stehend oder sitzend durchgeführt werden. Nehmen Sie die Brille in jedem Fall zum Üben ab und entfernen Sie Kontaktlinsen.

Blickwinkel-Training
- Stehen oder sitzen Sie aufrecht, reiben Sie Ihre Handballen aneinander, bis sie ganz warm werden. Legen Sie die Handballen auf die Augen und lenken Sie die Aufmerksamkeit in Ihre Augen.
- Strecken Sie die Arme zur Seite aus, ballen Sie die Hände zu Fäusten, die Daumen zeigen dabei nach oben.
- Bewegen Sie nur die Augen, und zwar abwechselnd zum rechten und zum linken Daumen, der Kopf bleibt in der Mitte und bewegt sich dabei nicht mit. Versuchen Sie die Daumen aus den Augenwinkeln heraus so genau wie möglich wahrzunehmen.
- Führen Sie diese Übung dreimal nach jeder Seite hin durch.
- Zur Entspannung reiben Sie noch einmal die Daumenballen aneinander und legen Sie sie sanft auf die geschlossenen Augenlider.

Wirkung auf körperlicher Ebene
- stärkt die äußeren Augenmuskeln
- entspannt die Augen
- regt die Gehirndurchblutung an

Wirkung auf emotionaler und mentaler Ebene
- verstärkt die innere Wahrnehmung

Affirmation
Ich erkenne mich selbst.

Augenmuskel-Training
Durch diese Übung werden die Augenmuskeln in verschiedene Richtungen aktiviert.
- Stehen oder sitzen Sie aufrecht und strecken Sie den rechten oder linken Arm auf Augenhöhe aus. Bilden Sie eine Faust, der Daumen zeigt dabei nach oben.
- Fixieren Sie mit beiden Augen den Daumen (es entsteht ein leichtes Schielen) und ziehen Sie den Arm dabei an das Gesicht heran.
- Während Sie weiterhin den Daumen fixieren, berühren Sie die Nasenspitze und ziehen den Daumen nach unten weg, während sie ihm weiterhin mit beiden Augen folgen. Sie schielen nun leicht nach unten.
- Lassen Sie die Augen in die Ausgangsstellung zurückkommen und wiederholen Sie die Übung dreimal. Schließen Sie dann die Augen und massieren Sie die Schläfen mit festem Druck in beide Richtungen.
- Strecken Sie den Arm wieder nach vorne aus. Lassen Sie jetzt den Daumen nach unten schauen und fixieren Sie ihn, während sie die Hand an die Stirn heranziehen.
- Folgen Sie dem Daumen mit beiden Augen, während sie ihn nach oben wegziehen und ihm nachschauen. Wieder entsteht ein leichtes Schielen.
- Auch diese Übung wiederholen Sie dreimal, bevor Sie die Augen schließen und mit festem Druck den Punkt zwischen den Augen etwas oberhalb der Nasenwurzel massieren.

Wirkung auf körperlicher Ebene
- stärkt die äußeren Augenmuskeln
- entspannt die Augen
- regt die Gehirndurchblutung an

Wirkung auf emotionaler und mentaler Ebene
- verstärkt die innere Wahrnehmung

Affirmation
Ich erkenne mich selbst.

Tipp: Wie Sie Ihre eigene Übungsreihe zusammenstellen
Wenn Sie sich Ihr eigenes Yoga-Programm zusammenstellen wollen, beginnen Sie mit einer Entspannung. Schließen Sie beispielsweise Basisübungen für die einzelnen Körperteile an. Auch wenn Sie schon länger Yoga üben, bereiten diese Übungen optimal auf die Asanas vor. Kombinieren Sie Übungen, die Kraft und Beweglichkeit fördern, Stand- und Sitzhaltungen, Übungen in Bauch- und Rückenlage sowie vorwärts und rückwärts beugende Übungen miteinander. Halten Sie entsprechende Entspannungspausen dazwischen ein. Achten Sie darauf, dass auf eine rückwärtsbeugende eine vorwärtsbeugende Übung folgt. Wählen Sie anschließend eine oder mehrere Atemübungen, eine Übung zur Konzentration und schließen Sie wenn möglich Ihre Übungssequenz mit einer kürzeren oder längeren Meditation ab.
Zu entsprechenden Themenbereichen finden Sie im Kapitel *Yoga und Psyche* (siehe Seite 153f.) Übungsreihen und im Kapitel *Yoga – jeden Tag* (siehe Seite 173f.) Vorschläge für die tägliche Übungspraxis und ein Vier-Wochen-Programm für Anfänger.

Pranayama – die Atemübungen des Yoga

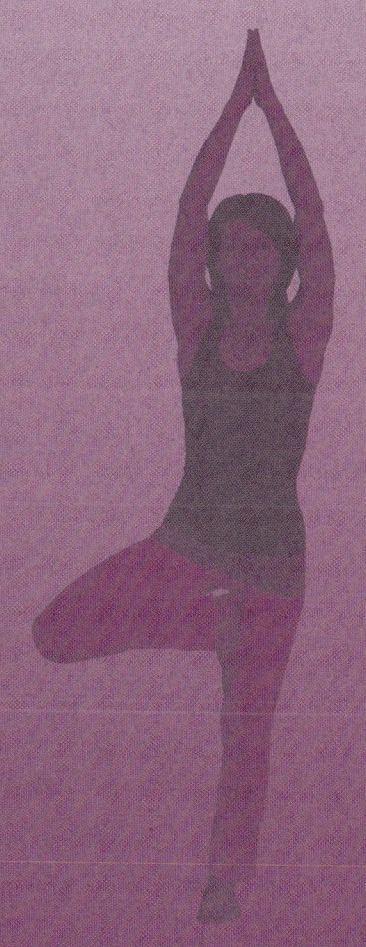

Pranayama – die Atemübungen des Yoga

*Da das Hauptanliegen des Yogin die
Meisterung der Gedanken ist, lernt der
Yogin zuerst Pranayama, um den Atem zu
meistern. Das befähigt ihn, die Sinne zu
meistern und Emotionen zu beruhigen.*

B. K. S. Iyengar

Im Achtstufigen Yogapfad des Patanjali steht Pranayama nach den Körperübungen an vierter Stelle. *Prana*, die kosmische Urenergie, wird mit dem Atem transportiert und deshalb oft mit diesem gleichgesetzt. In vielen Kulturen findet sich
eine sprachliche Verbindung zwischen den Aspekten Luft, Atem und Geist. Das
griechische Wort *Pneuma* beispielsweise hat alle drei Bedeutungen. Im christlichen Schöpfungsmythos heißt es, dass Gott dem ersten Menschen seinen Atem,
seinen Geist, einhauchte und ihn damit zum Leben erweckte. Im Japanischen wird
diese Urenergie als *Ki* bezeichnet, im Chinesischen als *Chi*.

Prana ist die Energie, die alles durchdringt und alles ernährt. Prana pumpt das
Blut aus dem Herzen in die Arterien, lässt uns die Nahrung zerkauen, im Magen
verdauen und dann wieder ausscheiden. Alle Lebensformen sind Ausdruck von Pra-
na: das Strahlen der Augen, unser Denken und Fühlen. Das Wunderwerk Organis-
mus in allen seinen Aktionen ist genauso eine Erscheinungsform von Prana, wie
Gefühle und Gedanken ohne Prana nicht möglich sind. Durch die Schwingungen
des feinstofflichen Prana entsteht das Denken. Alle Sinneseindrücke sind nur durch
Prana möglich, so sagen die alten Yoga-Schriften. Eine gesunder Fluss der Prana-
Energie in unserem Körper drückt sich durch gute Gesundheit, Kraft, Ausdauer,
Vitalität, Kreativität, Intuition und Nervenstärke aus. Sinn der entsprechenden
Übungen ist es deshalb, den Atem und damit die Prana-Energie im Körper zu inten-
sivieren. Das geschieht durch Lenkung und Rhythmisierung des Atems sowie durch
das Halten von Atempausen nach dem Ein- und Ausatmen. Pranayama-Übungen
dienen dazu, die Lebensenergie zu lenken und in unserem Körper zu intensivieren.

In diesem Buch finden Sie in erster Linie Übungen zur eigenen Atemerfahrung.
Im Anschluss daran stelle ich Ihnen einige klassische Pranayama-Übungen vor.

Um die volle Wirkung dieser Übungen zu erfahren, empfiehlt es sich vor allem für Anfänger, einen Yoga-Kurs zu besuchen, in dem die Übungen intensiv gelernt werden können. Pranayama-Übungen sollten in der Schwangerschaft vor allem von Anfängerinnen nur unter Anleitung geübt werden. Auch wenn Sie unter Atembeschwerden, hohem Blutdruck oder psychischen Problemen wie Angstzuständen leiden, rate ich Ihnen, nur die nachfolgend beschriebenen Atemübungen und nicht die klassischen Pranayama-Übungen durchzuführen.

Bewusstwerdung des natürlichen Atems

Die unbedingte Voraussetzung für die Lenkung und Kontrolle des Atems ist die Erfahrung des natürlichen Atems. Obwohl der Atem unsere Lebensgrundlage darstellt, sind wir uns der Atmung und ihrer Veränderung – zum Beispiel durch Körperhaltung, Gedanken und Gefühle – kaum bewusst. Der Atemrhythmus hat sich bei jedem Menschen analog zu seiner Lebensweise, seinen Gefühlsprägungen, seinem Naturell und seinen Bewegungsmustern entwickelt. Er sollte nicht willkürlich und vor allem nicht gewaltsam verändert werden. Greifen wir zu schnell und unwissend in den Atemprozess ein, besteht die Gefahr, dass wir diesen Rhythmus tiefgreifend stören, anstatt ihn zu unserem Wohl zu lenken. Alle Körperübungen des Yoga werden in enger Verbindung mit dem Atem geübt und sind damit eine ideale Voraussetzung für Pranayama-Übungen.

Der Atem ist ein perfekter Lehrmeister, er lehrt uns, dass wir nur Neues aufnehmen können, wenn wir das Alte immer wieder loslassen. Ballen Sie kurz Ihre Hand zur Faust und stellen Sie sich vor, Sie möchten mit dieser Hand etwas Neues aufnehmen. Es wird Ihnen nichts übrig bleiben, als die Hand zu öffnen. »*Loslassen bedeutet*«, so sagt der bekannte Meditationslehrer Jon Kabat-Zinn, »*sich ganz bewusst dem Strom des Augenblicks hinzugeben*«. In dieser Hingabe an den Augenblick hört man auf, Dinge erzwingen zu wollen, und dort Widerstand zu leisten oder zu kämpfen, wo Loslassen gefragt ist. Der Atem hilft uns, den Geist und die ständig umherschweifenden Gedanken zu zentrieren und jene Achtsamkeit zu entwickeln, die eine notwendige Voraussetzung für körperliche und seelische Gesundheit darstellt.

Den Atem spüren

- Richten Sie Ihre Aufmerksamkeit einen vollständigen Atemzug lang auf den Atem.
- Verfolgen Sie die Luft, wie sie durch die beiden Nasenlöcher einströmt, durch den Hals hinunter in Bronchien und Lungen gelangt, den ganzen Rumpf weitet und öffnet.
- Bleiben Sie mit der Aufmerksamkeit dann beim Ausatmen, verfolgen Sie den Weg des Atems, bis er den Körper durch die Nasenlöcher wieder verlässt.
- Reihen Sie auf diese Weise einige Atemzüge aneinander, wenn Sie abschweifen, sollten Sie sich beim nächsten Atemzug sanft wieder zurückholen.

Den Atem hören

- Legen Sie sich entspannt auf den Rücken, die Arme liegen neben dem Körper, die Handflächen schauen nach oben. Bewegen Sie den Kopf ein paar Mal nach rechts und links und lassen Sie ihn dann zurück zur Mitte kommen. Spüren Sie nach, wo Sie den Atem erfahren – mehr im Bauch-, Brust- oder Schlüsselbeinbereich?
- Atmen Sie tief aus und lassen Sie dabei einen Ton entstehen, ein *Mmmm* oder ein *Ahhh*.
- Atmen Sie ein, spannen Sie den Körper an und halten Sie eine kurze Pause.
- Mit dem Entspannen lassen Sie den Atem mit *Ahhh* oder *Mmmm* wieder los. Mehrmals wiederholen.

Den Atem empfinden

- Legen Sie ein Aromaöl bereit (zur Beruhigung beispielsweise Lavendel, zur Anregung – wenn Sie sich müde und erschöpft fühlen – Zitrone).
- Geben Sie auf den linken Handrücken zwischen Daumen und Zeigefinger einen Tropfen des gewählten Öls, halten Sie das rechte Nasenloch zu und atmen Sie durch das linke Nasenloch dreimal schnuppernd ein und aus. Sie werden spüren, wie sich das Zwerchfell dabei mit bewegt.
- Führen Sie das Gleiche mit dem linken Nasenloch und schließlich mit beiden Nasenlöchern durch. Stellen Sie sich vor, Sie würden diesen Duft bis hinauf ins Gehirn lenken. Anschließend mit geschlossenen Augen nachwirken lassen.

Suppe blasen
- Setzen Sie sich aufrecht hin.
- Spitzen Sie die Lippen wie zum Pfeifen. Atmen Sie durch die Nase ein und langsam und vollständig durch die gespitzten Lippen wieder aus. Stellen Sie sich vor, einen Löffel heißer Suppe kühlen zu wollen.
- Halten Sie zur Kontrolle die rechte Handfläche vor den Mund, so spüren Sie den kühlenden Atem sehr deutlich.

Kreuzatmung
- Gehen Sie in die Rückenlage, breiten Sie die Arme seitlich auf Schulterhöhe aus.
- Konzentrieren Sie sich auf die Wirbelsäule, sie stellt die Längsachse dieses Kreuzes dar, die ausgebreiteten Arme die Querachse. Das Herz bildet das Zentrum.
- Über die Längsachse verbinden Sie sich mit der Energie der Erde (über die Füße) und des Himmels (über den Scheitel). Tönen Sie fünfmal beim Ausatmen ein tiefes *Uuuu* (vom Herzen in die Füße) und mit dem nächtsten Ausatmen ein hohes *Iiii* (vom Herzen zum Scheitel), um diesen Energiefluss zu verstärken.
- Über die Querachse verbinden Sie sich anschließend mit der Umwelt, mit Menschen, Tieren und Pflanzen. Tönen Sie fünfmal ein *Aaaa*, um diese Energie zu verstärken.
- Lenken Sie die Konzentration nun in die Herzmitte und tönen Sie fünfmal ein *Om*, um die innere Zentrierung zu verstärken.
- In dieser Haltung noch einen Moment nachspüren.

Affirmation
Ich bin reines Bewusstsein, unverletzlich und unsterblich.

Rückenspannende Atemübung
- Stellen Sie sich aufrecht hin, beugen Sie den Rumpf ausatmend nach vorne und lassen Sie die Arme locker auspendeln.
- Heben Sie einatmend den Rumpf. Die Arme führen Sie dabei parallel nach vorn gestreckt über den Kopf und dann seitwärts wieder herunter, bis sie auf Schulterhöhe waagrecht zur Seite gestreckt sind. Die Handflächen zeigen nach vorn.

- Dehnen Sie die Arme mit ausgestreckten Händen ausatmend in vier aufeinander folgenden Stufen kräftig auf Schulterhöhe nach hinten. Die Schulterblätter werden dabei eng zusammengedrückt.
- Strecken Sie die Arme wieder seitlich aus, wobei die Spannung noch einen Moment aufrechterhalten bleibt. Während Sie einatmen, dehnen Sie die Arme noch einmal kräftig zur Seite, ausatmend lassen Sie den Oberkörper wieder nach unten sinken und die Arme auspendeln. Die Übung mehrmals wiederholen.

Yoga-Atmung – das Entdecken und Erfahren der Atemräume

Unterer Bauchraum

Die Kraft des Atems im unteren Bauchraum ist erdhaft, vermittelt Sicherheit und Geborgenheit, gibt Wärme und innere Ruhe, ist aber gleichzeitig vital.

Vorübung
- Setzen Sie sich aufrecht hin und lassen Sie den Atem in den Bauch einströmen.
- Halten Sie den Atem an, aktivieren Sie dabei den Beckenboden und halten Sie eine leichte Spannung in der Bauchmuskulatur aufrecht. So wölbt sich der Bauch trotz des Einatmens nicht unnatürlich nach vorn.
- Lassen Sie am Ende der Atempause den Bauch locker und ziehen Sie ihn mit dem Ausatmen leicht nach innen.

Energie-Atmung
- Legen Sie sich entspannt auf den Rücken (oder sitzen Sie bequem und gerade aufgerichtet). Legen Sie ein dickes Buch oder die Hände auf den Bauch.
- Atmen Sie tief aus, dabei senkt sich der Bauch.
- Atmen Sie nach einer kurzen Atempause ein, dabei hebt sich der Bauch.
- Halten Sie die Atemfüllpause etwas länger, bevor Sie den Atem wieder locker einströmen lassen.

Mittlerer Bauchraum

Die Kraft des Atems im mittleren Brustraum wird als zentrierende Kraft erlebt. Hier vermittelt der Atem Harmonie und Ausgeglichenheit. Die sanfte Bewegung im Brustkorb erzeugt ein Gefühl von Ruhe. Der Atem führt nach innen, ins Herz, in die eigene Mitte. Er vermittelt Vertrauen, dass wir uns einlassen und öffnen können, ohne uns zu verlieren.

Harmonie-Atmung
- Legen Sie die Hände seitlich an die Rippen und konzentrieren Sie sich auf die mittlere Atembewegung im Brustkorb.
- Beim Einatmen hebt sich das Brustbein nach vorne und oben, der Brustkorb weitet sich zur Seite.
- Nach einer Pause unterstützen Sie die Ausatmung, indem Sie mit den Händen den Brustkorb etwas zusammendrücken.
- Die Übung mehrmals wiederholen.

Oberer Brust- und Schlüsselbeinbereich
Die Kraft des Atems im oberen Brust- und Schlüsselbeinbereich öffnet die Sinne und das Bewusstsein für das Wirken seelischer und geistiger Kräfte. Dieser Atem weitet unseren Geist und wirkt befreiend und lösend.

Tor zum Bewusstsein
- Legen oder setzen Sie sich bequem hin, kreuzen Sie die Arme vor der Brust und legen Sie die Fingerspitzen auf die Grübchen oberhalb der Schlüsselbeine (dahinter befinden sich die Lungenspitzen).
- Halten Sie während der Einatmung Brust- und Bauchraum so ruhig wie möglich und lenken Sie den Atem in den oberen Brustbereich, sodass Sie die Schlüsselbeine heben und nach vorne dehnen.
- Achten Sie darauf, dass Sie während der Ausatmung die Brustwirbelsäule aufrecht und das Brustbein gehoben halten.

Verbindung der Atemräume
Verbinden Sie am Ende die drei Atemräume, indem Sie beim Einatmen erst den Bauch weiten, dann die Rippen und den mittleren Brustbereich und schließlich den Schlüsselbeinbereich heben und weiten. Beim Ausatmen sollten Sie zuerst den Bauch einsinken lassen, dann den Brustbereich und schließlich den oberen Raum leeren. Sollte es Ihnen allerdings leichterfallen, können Sie mit dem Ausatmen auch im Schlüsselbeinbereich beginnen und dann nach unten in den Bauchraum kommen.

> **Immer tiefere Einheit**
> In der Verbindung aller drei Atemräume können wir uns allmählich immer tiefer einlassen in die Einheit von Körper, Geist und Seele, können wir immer mehr zu uns selbst kommen.

Pranayama-Übungen

Pranayama dient vor allem zur Vorbereitung auf Konzentration und Meditation. Pranayama-Übungen müssen geduldig erfahren werden, da ihre Auswirkungen in der Regel nicht so deutlich spürbar sind wie die der Körperübungen. Zu den Wirkungen dieser Übungen gehören unter anderem: bessere Konzentrationsfähigkeit, geistige Wachheit, Ruhe, größere Ausgeglichenheit.

Bei den Pranayama-Übungen wird die Bauchatmung bis zu einem gewissen Grad ausgeschaltet, indem sowohl beim Einatmen als auch beim Atemhalten und Ausatmen die Bauchdecke kontrolliert gehalten, also nicht vorgewölbt wird. Die Pranayama-Atmung findet vorwiegend als Brust- und Flankenatmung statt.

Das Atemanhalten erfolgt in der Regel nach dem Einatmen, wobei es wichtig ist, den richtigen Zeitraum herauszufinden. Hält man den Atem zu lange an, verkrampft sich der Körper; wird die Atempause zu kurz gehalten, kommt es nicht zu den wünschenswerten Erfahrungen.

Die Phasen des Pranayama

Wie bei den Asanas gibt es auch bei Pranayama drei Phasen:

- Das *Einatmen* entspricht dem Sich-Füllen mit Prana-Energie.
- Das *Halten des Atems* mit voller Lunge (Atemfülle, Atempause) entspricht der Konzentration, dem weiteren Verdichten des Atems im Körper.
- Das *Ausatmen* entspricht dem Fließenlassen der Energie sowie der Reinigung auf allen Ebenen. Die anschließende kurze Phase der Atemleere entspricht der völligen Stille.
- Eine sogenannte Pranayama-Runde besteht jeweils aus Einatmen, Atemhalten und Ausatmen, wie wir es aus der Wechselatmung kennen. Es sollten jeweils mindestens drei Runden, im Idealfall zwölf Runden geübt werden.

Atemübungen – richtig gemacht

Die letzte Mahlzeit sollte längere Zeit (mindestens ein bis zwei Stunden) zurückliegen.

- Die beste Zeit für die Übungen sind die frühen Morgenstunden (möglichst vor Sonnenaufgang) und der späte Nachmittag – möglichst täglich zur gleichen Zeit und am gleichen Ort.
- In der Regel wird durch die Nase aus- und eingeatmet; so wird die Atemluft erwärmt und befeuchtet.
- Schließen Sie die Augen während der Übung oder richten Sie den Blick mit leicht geöffneten Augen vor sich auf den Boden.
- Während der Übung sollte keine Spannung der Gesichtsmuskeln gespürt werden, auch nicht in den Augen, den Ohren oder den Nackenmuskeln. Die Arme sollten bewusst entspannt werden.
- Atemübungen sollten *nach* den Asanas durchgeführt werden; nach sehr anstrengenden Übungen sollten Sie sich gründlich entspannen, bevor Sie mit den Atemübungen beginnen.
- In der Regel werden die Übungen im Sitzen ausgeführt, wenn man sehr müde ist, kann man sie allerdings auch im Liegen ausführen.
- Die Zeitdauer der Übung kann durch das gedankliche Wiederholen eines Wortes oder eines Mantras festgelegt werden. Das ist gleichzeitig eine gute Vorbereitung auf Konzentration und Meditation.
- Tieferes und längeres Einatmen belebt, tieferes und längeres Ausatmen entspannt.

Vorsicht bei hohem Blutdruck

Achtung: Bei hohem Blutdruck oder hohem Augendruck sollten Sie sehr vorsichtig üben oder auf das Anhalten des Atems vollständig verzichten.

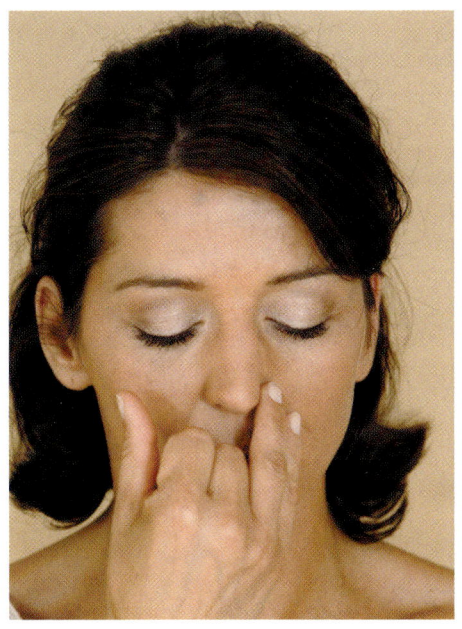

Wechselatmung (Nadi Shodhana)

- Setzen Sie sich aufrecht in den Fersensitz oder in eine Lotusposition. Ziehen Sie das Kinn etwas zum Brustkorb, sodass der Nacken lang gedehnt bleibt. Legen Sie die linke Hand mit der Handfläche nach oben auf Knie oder Oberschenkel, Daumen- und Zeigefingerspitze berühren sich dabei.
- Legen Sie den Daumen der rechten Hand auf das rechte Nasenloch (das obere Daumenglied liegt parallel zur Nase), Zeige- und Mittelfinger berühren die Handfläche. Ringfinger und kleiner Finger schließen das linke Nasenloch.
- Atmen Sie – während Sie das linke Nasenloch verschließen und bis eins zählen – durch das rechte Nasenloch ein. Verschließen Sie beide Nasenlöcher und zählen Sie bis zwei beziehungsweise bis vier, atmen Sie durch das linke Nasenloch aus (das rechte bleibt verschlossen) und zählen Sie dabei wieder bis zwei.
- Zählen Sie wieder jeweils bis eins, während Sie durch das linke Nasenloch einatmen, dann beide Nasenlöcher verschließen und die Pause halten, dabei bis zwei beziehungsweise bis vier zählen. Anschließend das rechte Nasenloch öffnen und daraus ausatmen, während Sie wieder bis zwei zählen.
- Nach jedem Ausatmen erfolgt eine kurze Atemstille, die aber keinen eigenen Zählrhythmus hat.
- Konzentrieren Sie sich auf das Geräusch des Ein- und Ausatmens. Um die Atembewegung noch deutlicher wahrnehmen zu können, öffnen Sie das jeweilige Nasenloch nur so weit, dass Sie mit den Fingern die Bewegung des Atems spüren können.
- Wiederholen Sie diese Atemübung – rechts ein, anhalten, links aus; links ein, anhalten, rechts aus – mehrere Minuten lang und spüren Sie nach.

Zeitverhältnis

Zwischen Einatmen, Anhalten und Ausatmen besteht ein festes Zeitverhältnis:

- Ausatmung – doppelt so lange wie Einatmung
- Atempause – zweifacher (oder für Fortgeschrittene vierfacher) Zeitraum der Einatmung

Die Zeitdauer der Einatmung (und damit des Anhaltens und der Ausatmung) muss so gewählt werden, dass sie ohne Schwierigkeiten über mehrere Runden durchgehalten werden kann. Sollte das nicht der Fall sein, muss während der Runde korrigiert werden.

Um ein besseres Zeitgefühl zu bekommen, können Sie entweder eine Uhr in Sichtweite legen, zählen oder eine bestimmte Anzahl von *Oms* sprechen. Mit der Zeit werden Sie ein eigenes Zeitgefühl entwickeln, können die Augen schließen und sich in Ihr Unterbewusstsein versenken.

Intensivierung

Verändern Sie den Zählrhythmus: Einatmung auf zwei Takte, Halten auf acht Takte und Ausatmung auf vier Takte (2–8–4). Eine weitere Steigerung wäre: Einatmung vier Takte, Halten sechzehn Takte und Ausatmen acht Takte (4-16-8).

Erleichterung

Verzichten Sie zunächst darauf, mitzuzählen, sondern machen Sie sich über einen längeren Zeitraum mit der Atemtechnik selbst vertraut.

Wirkung auf körperlicher Ebene
- reinigt die Nase und die Nebenhöhlen
- verbessert die Durchblutung im Kopf
- harmonisiert den Energiefluss zwischen den Gehirnhälften

Wirkung auf emotionaler und mentaler Ebene
- führt zu geistiger Klarheit
- fördert die emotionale Balance

Affirmation

Ich nehme Prana-Energie in mich auf und erlebe sie als weibliche und männliche, als entspannende und anregende Energie.

> **Vorsicht:** Wenn Sie zu starken Atembeschwerden oder auch Angstzuständen neigen, sollten Sie die Atempausen nur sehr kurz halten.

Meeresrauschen (Ujjayi-pranayama)

Die Vorsilbe *Uj*, die vor Verben und Hauptworte gesetzt wird, bedeutet »aufwärts« oder »etwas den Vorrang geben«. Sie wird auch im Sinn von »sich ausweiten« verwendet, von »hervorragen« oder von »Macht«. *Jaya* meint »Eroberung, Sieg, Triumph, Erfolg«, genauso wie »Beschränkung, Zügelung«.

Ein- und Ausatmen erfolgen bei dieser Übung mit Widerstand, das heißt Sie atmen ein und aus und verengen dabei den Kehlkopf. So entsteht ein Geräusch, das einem tonlosen Schnarchen ähnelt, dem Geräusch von Blättern im Wind oder dem Geräusch von Wellen am Meeresufer. Durch die Reibung und die Verlangsamung und Intensivierung des Atemvorgangs entsteht vermehrt Hitze. Die Übung wird auch als Reinigungsübung empfohlen, weil die verstärkte Verbrennung zu einem besseren Abbau von Stoffwechselprodukten führt.

- Setzen Sie sich aufrecht hin, das Kinn etwas zur Brust geneigt, der Rücken ist aufgerichtet, die Arme sind gestreckt, Hände liegen mit den Handflächen nach oben auf den Knien. Die Spitzen von Daumen und Zeigefingern berühren sich.
- Schließen Sie die Augen oder richten Sie den Blick mit halbgeöffneten Lidern nach unten.
- Atmen Sie durch beide Nasenlöcher langsam, stetig und tief ein, indem Sie den Kehlkopf wie oben beschrieben verengen. Der Durchgang der eingesogenen Luft sollte in der Gaumenhöhle gespürt werden.
- Füllen Sie die Lungen bis zum Rand, blähen Sie aber den Bauch nicht auf dabei. Spüren Sie den Druck des eingesogenen Atems bis hin zur Wirbelsäule.
- Halten Sie den Atem ein bis zwei Sekunden an, aktivieren Sie dabei den Beckenboden beziehungsweise üben Sie dabei Mula-Bandha (siehe Seite 32).
- Atmen Sie auf die gleiche Weise wieder aus.
- Beginnen Sie mit wenigen Minuten und dehnen Sie den Zeitraum langsam aus.

Intensivierung
Sie können die Ujjayi-Atmung mit Yoga-Übungen verbinden, um sie zu intensivieren.

Wirkung
- Lungenvolumen wird erweitert
- erzeugt Hitze im Körper und regt die Verbrennung an
- belebt den Organismus und beruhigt gleichzeitig überreizte Nerven

> **Vorsicht:** Bei hohem Blutdruck sollte diese Übung sehr vorsichtig beziehungsweise nur unter fachlicher Anleitung ausgeführt werden.

Feueratem (Bhastrika-pranayama)
Bhastrika bedeutet »Blasebalg«. Ähnlich einem Blasebalg, der für das Anfachen eines Kaminfeuers oder eines Schmelzofens benutzt wird, wird bei dieser Übung die Luft sehr kraftvoll in einem schnellen Rhythmus ein- und ausgeatmet.
- Setzen Sie sich aufrecht hin und neigen Sie das Kinn etwas zum Rumpf.
- Nehmen Sie einen schnellen und kräftigen Atemzug durch die Nase und atmen Sie kräftig durch die Nase aus. Brustkorb, Zwerchfell und Bauch sind an dieser Atmung beteiligt.
- Beim Ausatmen wird der Bauch kräftig nach innen gezogen. Der entstandene Ton erinnert an den Klang der Luft, die durch einen Blasebalg ausgestoßen wird.
- Vollenden Sie in einem Zug zehn bis zwölf Zyklen.
- Dann nehmen Sie einen langsamen tiefen Atemzug wie bei Ujjayi (also hörbar). Halten Sie den Atem mit Mula-Bandha (siehe Seite 32) zwei bis drei Sekunden und atmen Sie dann langsam und tief wie bei Ujjayi hörbar aus.
- Wiederholen Sie diesen ganzen Zyklus drei- bis viermal, atmen Sie jeweils dazwischen langsam und ruhig.
- Wenn der Ujjayi-Ton der Luft und die Kraft des Atems schwächer werden, vermindern Sie die Zahl der Atemzüge.
- Schließen Sie die Yoga-Entspannung (Savasana, siehe Seite 42) an.

Wirkung

- verbessert die Durchblutung der Bauchmuskeln und Bauchorgane
- verbessert die Durchblutung von Nase-, Stirn- und Kieferhöhlen
- regt die Verdauung an
- wirkt energetisierend

> **Vorsicht:** Zu starkes Feuer, das durch diese Übungen entsteht, kann ebenso erschöpfen wie zu langes Üben. Menschen mit einer schwachen Konstitution oder Lungenproblemen sollten diese Übung nur sehr vorsichtig ausführen.
>
> Diese Übung sollte auf keinen Fall während einer akuten Entzündung (vor allem im Kopf- oder Nebenhöhlenbereich) ausgeführt werden, auch bei Netzhautablösung und Augenproblemen ist Vorsicht geboten.

Bienensummen (Bhramari-Pranayama)

Bhramari heißt »Biene« – von dem Geräusch, das sie verursacht, hat die Übung Ihren Namen. Wie bei der oben beschriebenen Ujjayi-Atmung wird mit einem unhörbaren Schnarchton – das heißt mit einer verengten Kehle – eingeatmet, aber dann mit einem Summton, wie von einer Biene verursacht, ausgeatmet.

- Setzen Sie sich aufrecht hin, die Hände liegen auf den Oberschenkeln (Finger beispielsweise in Jnana Mudra, siehe Seite 69).
- Schließen Sie die Augen, atmen Sie tief mit verengter Kehle und einem leisen Schnarchton ein. Der Körper dehnt sich sanft aus.
- Halten Sie eine kurze Atempause und aktivieren Sie dabei den Beckenboden.
- Atmen Sie dann mit einem Summlaut aus, während Sie den Beckenboden entspannen. Versuchen Sie dabei eine höhere Stimmlage zu finden, die zu einer Vibration im Kopfbereich führt.

Wirkung

- fördert die Durchblutung im Kopf
- entspannt die Nerven
- fördert die Schlafbereitschaft

Wie die Atemübungen wirken

Neben den bei den einzelnen Übungen beschriebenen speziellen Wirkungen lassen sich die allgemeinen Effekte der Pranayama-Übungen auf den verschiedenen Ebenen folgendermaßen zusammenfassen:

Wirkung auf körperlicher Ebene

- Entwicklung eines besseren Körpergefühls
- Verbesserung der Sauerstoffversorgung des Körpers
- Vergrößerung des Atemvolumens
- Lösung von Schmerzzuständen durch vertieftes Ausatmen
- Unterstützung beziehungsweise Erleichterung der Körperübungen
- Energetisierung oder Entspannung des Körpers (durch Intensivierung des Ein- oder Ausatmens)
- Anregung des Stoffwechsels, einerseits durch die Massagewirkung, die durch Atemübungen auf die inneren Organe ausgeübt wird, andererseits wird der Verbrennungsvorgang in der Zelle durch vermehrte Sauerstoffversorgung angeregt

Wirkung auf emotionaler Ebene

- Verbesserung der Wahrnehmung, wie intensiv die Atmung mit unseren Gefühlen verbunden ist
- Veränderung der Gefühle durch gezielte Atemübungen
- Intensivierung des gefühlsmäßigen Erlebens

Wirkung auf mentaler Ebene
- Beruhigung der Gedanken und Stärkung des Vertrauens in die innere Führung
- Öffnung für meditative und spirituelle Erfahrungen
- Verbesserung der Intuition und Inspiration (Latein: *inspirare* »einatmen«)
- Erfahrung des Atems als Verbindung zwischen allen Menschen, Tieren, Pflanzen zur Erde, zum Kosmos, zum Göttlichen
- Erkenntnis, dass Atem nicht »gemacht« werden kann, sondern dass er geschehen muss

Pratyahara, Dharana, Dhyana, Samadhi – Zurückziehen der Sinne, Konzentration, Meditation, Einheit

Pratyahara, Dharana, Dhyana, Samadhi – Zurückziehen der Sinne, Konzentration, Meditation, Einheit

Indem wir untersuchen, welche Rolle die Sinne in unserem Leben spielen, können wir Stabilität und Ausrichtung in unserem Geist erlangen.

Patanjali Sutra 1.35

Pratyahara – Zurückziehen der Sinne

Auf der fünften Stufe auf dem Achtstufigen Pfad beschäftigt sich der Verfasser Patanjali mit der Rolle, welche die Sinnesorgane in unserem Leben spielen. Stellen Sie sich vor, Sie gehen an einem Schaufenster vorbei, in dem etwas ausgestellt ist, das Sie brennend interessiert. Sofort beschäftigt sich ihr Kopf mit den Fragen: »Soll ich das kaufen, kann ich mir das leisten?«, »Brauche ich das?« und so weiter. Vielleicht bekommen Sie ein schlechtes Gewissen oder Sie freuen sich schon vorab auf den zukünftigen Besitz.

All diese Gedanken und Gefühle wurden ausgelöst, weil Ihre Augen etwas wahrgenommen haben. In gleicher Weise regen Geruchs-, Hör-, Tast- und Geschmackssinn Ihre Gedanken und Gefühle an. Durch einen Geruch können alte Erinnerungen wachgerufen werden, durch ein Musikstück romantische Gefühle – es gibt viele weitere Beispiele.

Wenn wir wirklich zur Ruhe kommen oder uns intensiv auf eine Sache konzentrieren möchten, müssen wir die Sinne von der materiellen Welt mindestens für eine gewisse Zeit zurückziehen. Patanjali benennt neben den uns bekannten fünf Sinnen noch einen sechsten, den Verstand (Englisch *mind*). Auch er ist ständig unruhig mit den Dingen der Außenwelt, mit Erinnerungen und zukünftigen Dingen beschäftigt. Die Sinne (*Indriyas* oder »Fühler«) müssen eingezogen werden, »wie eine Schildkröte ihre Glieder gleichsam nach innen zieht«, heißt es in der entsprechenden Anweisung.

Der Rückzug der Sinne von der Außenwelt bringt nach einer gewissen Zeit die Gedankenwellen und damit den Geist zur Ruhe. Jetzt können wir entscheiden, was wir wirklich sehen und hören, was wir in uns einlassen wollen. Indem wir die Sinne ausruhen lassen und sie entlasten, werden sie anschließend wieder schärfer und deutlicher in ihren Botschaften. Vielleicht haben Sie die Erfahrung gemacht, wie ein Apfel schmeckt, nachdem Sie einige Tage gefastet haben. Vielleicht erinnern Sie sich an einen Krankenhausaufenthalt und an die anschließende Freude, farbige Blumen und grüne Bäume zu sehen. Nach einer Zeit der Ruhe scheint jeder Sinn plötzlich klarer zu sein, so als hätte man manches vorher noch nie wahrgenommen.

Es lohnt sich, Zeit dafür aufzuwenden, die Sinne bewusster wahrzunehmen und sie öfter einmal von den äußeren Objekten abzuziehen – entweder zur Vorbereitung auf Konzentration und Meditation oder als eigenständige Übung.

Training für die Sinne
- Stellen Sie sich eine Schildkröte vor, die all ihre Glieder einschließlich ihres Kopfes nach innen einzieht.
- Schließen Sie die Augen und stellen Sie sich vor, wie Sie Ihre Augen und Ohren nach innen richten, wie Sie Ihren Tastsinn aus den Fingerspitzen nach innen lenken. Ziehen Sie auch Ihren Geschmackssinn von der Zunge ab und richten Sie ihn nach innen. Richten Sie die Aufmerksamkeit auf die feinen Geruchsfühler im Inneren der Nase. Stellen Sie sich vor, wie Sie all diese Fühler nach innen richten und so Ihre Wahrnehmung von der Außenwelt abziehen.

Sehen
- Nehmen Sie sich eine halbe Stunde Zeit, in der Sie alles mit geschlossenen Augen tun. Bewegen Sie sich in Ihrer gewohnten Umgebung. Seien Sie dabei so vorsichtig wie möglich und nutzen Sie die anderen Sinne: hören Sie, erfühlen und ertasten Sie die Gegenstände um Sie herum. Hören Sie die vertraute Stimme eines Menschen, ohne ihn dabei zu betrachten. Versuchen Sie, etwas zu essen, ohne die Augen zu öffnen, eine Orange zu schälen, eine Karotte zu waschen.
- Bleiben Sie am Ende noch eine Weile still sitzen und nehmen Sie wahr, wie Sie sich dabei fühlen.

Hören
- Verschließen sie für eine gewisse Zeit Ihre Ohren mit Ohrstöpseln oder halten Sie sich einige Zeit fest Ihre Ohren zu.
- Beobachten Sie die Welt und spüren Sie, wie es wäre, nichts zu hören. Schließen Sie sich so weit wie möglich von den Außengeräuschen ab, auch von den Stimmen ihrer Mitmenschen, die Sie jetzt lediglich sehen.
- Am Ende spüren Sie nach, wie Sie sich jetzt fühlen.

Riechen
- Das Riechen können Sie nicht bewusst ausschalten, denn wenn Sie sich die Nase zuhalten, werden Sie in erster Linie zu wenig Luft bekommen. In diesem Fall sollen Sie sich ausschließlich auf das Riechen konzentrieren.
- Setzen Sie sich aufrecht hin und geben Sie einen Tropfen Duftöl auf Ihren Handrücken. Atmen Sie schnuppernd ein und aus, sodass sich das Zwerchfell dabei bewegt. Halten Sie abwechselnd das rechte und linke Nasenloch zu und beobachten Sie den Unterschied. Atmen Sie am Ende schnuppernd durch beide Nasenlöcher ein und aus.

Schmecken
- Legen Sie einen Fastentag ein, an dem Sie nur Tee oder Wasser trinken. Beginnen Sie am nächsten Morgen Ihr Frühstück beispielsweise mit einem Blatt von einem Gartenkraut. Schmecken Sie Salbei und Melisse, Minze und Petersilie.
- Vergleichen Sie die Geschmackserfahrungen, bevor Sie dann zu Ihrem normalen Frühstück übergehen, das Ihnen nach einem Fastentag sicher auch besser schmecken wird.

Tasten
- Legen Sie verschiedene Gegenstände und Stoffe bereit, die sich völlig unterschiedlich anfühlen: Wolle und Seide, Plastik und Holz, Papier und Filz und so weiter.
- Schließen Sie die Augen und befühlen Sie jedes Stück. Nehmen Sie auch kleinste Unterschiede wahr und spüren Sie, wie die jeweilige Erfahrung auf Sie wirkt.

Dharana – Konzentration

Wenn der Geist still und kristallklar ist,
erzeugt er ein Gefühl der grenzenlosen
Freundlichkeit und Liebe, das die ganze
menschliche und außermenschliche Welt
umfasst. Keine Spannung und Dualität
kann es treffen.

Patanjali

Auf das Einziehen der Sinne folgt auf der sechsten Stufe Dharana, die Konzentration, die Zentrierung und damit Bündelung der Kräfte auf einen Punkt, auf ein Ziel. Denken Sie an die Wirkung der Sonnenstrahlen, die durch ein Brennglas gebündelt werden. Kann man mit den warmen Sonnenstrahlen die Haut erwärmen, gelingt es mithilfe eines Brennglases leicht, einen Holzstoß zu entzünden. Analog dazu hat die Bündelung der Gedanken eine große Wirkung. Welch unglaubliche Kräfte der Konzentration zugeschrieben werden, lesen wir bei Patanjali in den 2.000 Jahre alten Yoga-Sutras:

Wendet man die »Sammlung« auf Liebe, Mitleid, Heiterkeit und Gleichmut, so
*   erlangt man die (seelischen) Kräfte.*
Wendet man die »Sammlung« auf die Kräfte (der Elemente oder der Tiere) hin, so
*   erlangt man die Kräfte eines Elefanten oder anderer (Wesen).*
Wendet man die »Sammlung« auf das Leuchten der Wahrnehmung hin, so erkennt
*   man subtile, verborgene oder weit entfernte Dinge.*
Wendet man die »Sammlung« auf die Sonne hin, so erlangt man das Wissen vom
*   Kosmos.*
Wendet man die »Sammlung« auf den Mond hin, so erlangt man das Wissen von
*   der Ordnung der Gestirne.*
Wendet man die »Sammlung« auf das Licht im Zentrum des Schädels hin, so
*   erlangt man die Schau der Vollkommenen oder durch den Blitzstrahl der Intuition erkennt man alles.*

Aufgabe der Konzentration ist es, die »Affenherde«, die ständig wechselnden Gedanken, wie es in den Yoga-Schriften heißt, zur Ruhe zu bringen und sich auf einen Punkt zu konzentrieren. Sicher haben Sie schon erlebt, wie »gefesselt«, wie aufmerksam Sie sind, wenn Sie etwas wirklich spannend finden. Konzentration fällt sehr viel leichter, wenn uns das, worauf wir uns konzentrieren möchten, interessiert und Freude macht. Beobachten Sie ein Kind, das völlig gebannt ist von einem Spiel oder das hingebungsvoll an einem Bild malt.

Konzentration ist nicht nur ein Willensakt, sondern eine Form der Hingabe an eine Sache, an ein Tun. Das Außen verliert zugunsten des eigenen Tuns und Wahrnehmens an Bedeutung. Die Gedanken haben eine klare Ausrichtung und springen nicht unruhig hin und her. Nach dem Motto »Energie folgt der Aufmerksamkeit« ist Ihre Energie nicht mehr verstreut, sondern in einem Punkt gesammelt, und steht Ihnen damit in vollem Maße zur Verfügung.

Dieses Wissen ist im Alltag sehr hilfreich, wenn es beispielsweise um Störungen im körperlichen Wohlbefinden geht. Konzentrieren Sie sich auf den Teil Ihres Körpers, der Hilfe braucht, und stellen Sie sich vor, wie die Heilkraft dorthin fließt. Konzentrieren Sie sich am Morgen auf bevorstehende Aufgaben des Tages, lenken Sie die Energie mithilfe Ihrer Gedanken auf ein positives Ergebnis. Konzentrieren Sie sich auf einen lieben Menschen, der Ihre Hilfe braucht und schicken Sie in Ihrer Vorstellung Energie und Liebe.

Viele Sportler schreiben ihren Erfolg in großem Maße ihrer Fähigkeit zu, sich im Wettkampf optimal konzentrieren zu können. Konzentration fördert beruflichen Erfolg genauso wie gute Beziehungen und die eigene Gesundheit.

Konzentration zu üben und zu verbessern lohnt sich für jeden Menschen. Für Menschen, die Yoga üben, stellt die Konzentration in Verbindung mit Körperübungen und Atem die Eingangstür zur Meditation dar.

Wie Sie die Konzentration unterstützen können

Wenn man einen Elefanten dazu bringen will, seinen unruhig hin und her schwenkenden Rüssel ruhig zu halten, gibt man ihm ein kleines Stöckchen in den Rüssel, das er dann vorsichtig balanciert. So erklärt ein Indien-Kenner die Tatsache, dass die Elefanten bei großen Paraden durch enge Gassen geführt werden können, ohne dass sie mit ihrem Rüssel etwas beschädigen. Auch wir Menschen tun uns leichter mit der Konzentration, wenn wir so eine Art Stöckchen, ein Konzentrationsobjekt vor uns haben. Das kann ein Bild, eine Blume, eine Kerze oder ein alltäglicher Gegenstand sein. Im weiteren Verlauf können Sie ein Wort, einen Ton oder ein inneres Bild wählen.

Für Anfänger wie für Fortgeschrittene eignet sich vor allem die Konzentration auf den Atem. Beobachten Sie Ihren Atem, als seien Sie ein neutraler Zuschauer. Beobachten Sie das Ein- und Ausatmen – ohne Gefühle, ohne Kommentare und ohne den Atem zu beeinflussen.

Für alle nachfolgenden Konzentrationsübungen gilt, dass sie in der Regel im Meditationssitz (Fersen- oder Lotussitz) durchgeführt werden; wenn das nicht möglich ist, auch auf einem Stuhl. Der Rücken bleibt gerade, das Brustbein ist etwas gehoben, der Kopf ist aufrecht, das Kinn leicht zum Brustbein geneigt. Die Zunge liegt locker im Mundboden, die Zungenspitze wird an den oberen Gaumen hinter die Schneidezähne gelegt.

Beginnen Sie mit einem relativ kurzen Zeitraum (zum Beispiel fünf bis zehn Minuten). Verlängern Sie diesen Zeitraum erst, wenn Sie ein Erfolgserlebnis haben, das heißt wenn Sie das Gefühl haben, sich in dieser Zeit auf die Übung konzentrieren zu können.

Bewusstwerden der Gedanken
- Nehmen Sie Ihre Sitzposition ein und lenken Sie die Aufmerksamkeit auf den Atem.
- Nehmen Sie alle Gedanken wahr, die auftauchen. Halten Sie keinen Gedanken fest, denken Sie nicht darüber nach und lassen Sie sich durch einen Gedanken nicht in Gefühle verwickeln. Widerstehen Sie der Versuchung, vor sich hin zu dösen oder sich von den Gedanken auf eine Traumreise tragen zu lassen.
- Achten Sie zwischendurch immer wieder auf den Atem und kommen Sie zurück zur Beobachtung der Gedanken.
- Taucht ein besonders störender Gedanke auf, der nicht wieder gehen möchte, machen Sie ihn zum Objekt der Konzentration. Beobachten Sie diesen Gedanken in all seinen Aspekten. Nehmen Sie ihn ernst und beobachten Sie, was mit ihm passiert. In der Regel wird er sich irgendwann von selbst verabschieden.

Konzentration auf den Atem
- Nehmen Sie eine aufrechte Haltung ein. Korrigieren Sie diese Haltung eventuell während der Übung, indem Sie sich bewusst aus dem Becken heraus aufrichten.

- Stellen Sie sich vor, wie Sie sich mit jedem Ausatmen in den Schultern loslassen und im Becken niederlassen. Versuchen Sie mit dieser Bewegung eins zu werden.
- Einatmen: die Aufrichtung bewusst spüren; Ausatmen: in den Schultern loslassen, ohne das Gefühl der Aufrichtung zu verlieren, und sich im Becken niederlassen.
- Nehmen Sie Ihren Atem wie ein neutraler Beobachter wahr: Achten Sie auf die Länge und Tiefe der Ein- und Ausatmung. Beeinflussen Sie den Atem nicht, bleiben Sie neutraler Zeuge.
- Üben Sie anfangs einige Minuten und erweitern Sie dann den Zeitraum der Konzentration.

Konzentration auf bestimmte Körperstellen
- Diese Konzentrationsübung können Sie zum Beispiel während der Asanas durchführen, indem Sie sich auf diejenigen Stellen des Körpers konzentrieren, die bei einer Übung besonders angesprochen und trainiert werden.
- Konzentrieren Sie sich auf Ihre Füße. Nehmen Sie jedes kleinste Detail, jede Veränderung, die durch eine Übung ausgelöst wird, wahr. Achten Sie bei Dehnübungen zum Beispiel darauf, in welchen Teilen des Körpers die Dehnung spürbar ist, beobachten Sie ihre Wirkung auf die Atmung und sogar auf Ihre Gefühle. Nehmen Sie nur wahr – ohne Wertung. Versuchen Sie, abschweifende Gedanken zurückzuholen. Es kann sein, dass Ihnen etwas Besonderes auffällt, eine Art Botschaft, die von einem Teil des Körpers kommt.
- Nehmen Sie sich anschließend Zeit, dieser Information nachzuspüren und möglicherweise nachzugehen.

Yantras – zur Vertiefung der Konzentration

Yantras sind geometrische Formen und dienen der Konzentration und Gedankenlenkung. Betrachtet man sie länger, wird der Blick automatisch in die Mitte gezogen, die Gedanken werden dadurch ruhiger und auf einen Punkt konzentriert. Yantras sind Kraftbilder, geometrische Darstellungen universeller Energien. Der Kreis, der Punkt, das Dreieck oder das Viereck gehören zu den Grundformen des Lebens und damit zu den Ursymbolen der Menschheit. *»Jedes Symbol stellt einen Weg zur Bewusstmachung eines unbewussten Inhalts dar, denn es transportiert ihn ins Fassbare«*, schreibt der Tiefenpsychologe *Carl Gustav Jung* (1875 bis 1961).

Indem wir uns auf diese Symbole konzentrieren, erkennen wir dahinterliegende Ordnungsprinzipien und übertragen sie ein Stück weit auf uns selbst. Sie werden erstaunliche Erfahrungen machen, wenn Sie sich eine Zeitlang auf einen Kreis und dann auf ein Viereck konzentrieren. Ohne genau beschreiben zu können warum, empfindet man unterschiedlich und spürt, dass dahinter eine andere Form der Energie steckt. Solche Bilder und Symbole helfen, den Alltag loszulassen und mehr Abstand von seinen Alltagsgedanken zu bekommen.

Der Punkt

Der Punkt als Symbol der Einheit steht in der Yantra-Lehre für die Verbindung zwischen der sichtbaren und unsichtbaren Welt, aus der alle sichtbaren Objekte kommen. Der Punkt steht außerdem für die Verbindung von individuellem Bewusstsein und kosmischem Bewusstsein. Mithilfe der Konzentration beziehungsweise Meditation auf den Punkt können wir uns diesem kosmischen Bewusstsein nähern.

Sie können den Punkt allein als Konzentrationsobjekt benutzen oder sich den Punkt in einem Kreis vorstellen.

Punkt-Meditation

- Stellen Sie sich die völlig ruhige und klare Oberfläche eines Teiches vor. Das Wasser ist spiegelglatt. Da taucht in der Mitte eine Blase auf, sie kommt aus der Tiefe des Teiches und durchbricht die klare Wasseroberfläche. Es entstehen Kreise, wie sanfte Wellen um die Blase herum, die sich über den ganzen Teich ausbreiten.
- Dieser Teich ist Ihr eigenes Bewusstsein. Versuchen Sie sich auf die Stelle zu konzentrieren, an der die Blase aufgetaucht ist.
- Die Luftblase stellt in diesem Fall den Ton eines Mantras dar. Ihr Bewusstsein ruht im Zentrum dieses Tons und auf dem Platz, wo er zuerst die Oberfläche Ihres Bewusstseins erreicht hat.
- Die Wellen des Tons breiten sich in Ihrem Bewusstsein aus, aber Sie schließen sich weder diesen Wellen an noch dem Kommen und Gehen Ihrer Gedanken.

Das Dreieck

Das Dreieck steht für Stabilität und Festigkeit. Auf der symbolischen Ebene hat es viele Bedeutungen: Anfang – Mitte – Ende, *Brahma – Vishnu – Shiva*, die drei

Hauptgötter des Hinduismus oder Gott Vater – Sohn – Heiliger Geist entsprechend der christlichen Gottesvorstellung. Auch Vergangenheit, Gegenwart und Zukunft in ihrer unlöslichen Verbindung werden durch das Dreieck symbolisiert.

Die drei *Gunas*, die drei Qualitäten, aus denen das Universum geschaffen ist, zeigen sich ebenfalls symbolisch in der Form des Dreiecks: *Tamas* (Dunkelheit oder Trägheit), *Rajas* (Bewegung) und *Sattva* (Licht). Dabei stehen Tamas für den Körper (im Lotussitz hat der Körper selbst eine Dreieck-Form), Rajas für die Seele und Sattva für den Geist.

Dreiecke können nach oben oder unten schauen und symbolisieren unter anderem die aufsteigende männliche oder absteigende weibliche Energie.

Mandala – der Kreis

Das Sanskrit-Wort *Mandala* bedeutet so viel wie »heiliger Kreis«. Wir finden diesen Kreis mit einem Mittelpunkt häufig auf indischen oder tibetischen Darstellungen. In der Mitte sehen wir Buddha oder eine indische Gottheit. Auch in unserer Kultur kennen wir viele solcher Darstellungen, beispielsweise gotische Kirchenfenster, in deren Mitte Christus abgebildet ist. Der Kreis, die Kugel, ist eine Form, die sich vor allem auch in der Natur findet (beispielsweise eine Frucht mit einem Kern in der Mitte).

Ein Mandala erinnert uns immer an die kosmische Einheit. Es hat somit einen heilenden Effekt, wenn wir es betrachten, malen oder uns fest darauf konzentrieren.

Mantras – Stützen für Konzentration und Meditation

Die Übersetzung dieses Sanskrit-Begriffs *Mantra* lautet »Anrufung«. Die mit Energie aufgeladenen Worte oder Sätze eines Mantra dienen der Konzentration und führen in die Meditation. Wie in einem Samen befindet sich in einer solchen Silbe, einem Wort oder einem Satz eine Essenz, ein verdichteter Inhalt, der sich durch häufiges Rezitieren entfaltet. Zunächst wirkt das Mantra auf unser Unbewusstes, beeinflusst die Gedanken und Gefühle und wirkt dadurch im zweiten Schritt auch auf die körperliche Ebene.

Bekannte Mantras sind das *Om*, das Gayatri-Mantra sowie die sogenannten Bija-Mantras (Samen-Mantras) der einzelnen Chakras (siehe Seite 128).

Om

Om enthält die gesamte Schwingung des Universums, so sagen es die alten Schriften. Wenn wir dieses Mantra aussprechen, verbinden wir uns mit dem Strom der unendlichen Schwingung. Obwohl es *Om* geschrieben wird, besteht es eigentlich aus drei Buchstabe: aus A-U-M. Das A wird an den Anfang gesetzt und ist fast unhörbar und wandelt sich dann in ein tiefes U. Dann schließt man die Lippen und endet mit einem nasalen M.

Das A-U-M symbolisiert die sichtbare und unsichtbare Welt. Es symbolisiert Schöpfung (A), Erhaltung (U), Zerstörung oder Auflösung (M) – den unendlichen Kreislauf. Heilige Laute wie das *Om* kennen wir in jeder Kultur. Das christliche Amen oder das Kyrieeleison eignen sich deshalb ebenso gut für die Meditation.

Gayatri-Mantra

Besonders bekannt ist das Gayatri-Mantra, in dem der sonnen- und lichthafte Aspekt des Göttlichen angerufen und verehrt wird. Es lautet:

Om bhur bhuvah svah tat savitur varenyam
bhargo devasya dhimahi dhiyo yo nah
pracodayat Om

Om die erdhafte, die luftige und die himmlische Sphäre
lasst uns meditieren über den erhabenen Sonnengeist des Göttlichen
Schöpfers, möge er unseren Geist lenken Om

Mudras – Gesten der Konzentration

Das Wort *Mudra* wird in der Regel mit »Siegel« (mit dem man sich ausweist) oder »Zeichen« übersetzt. Außerdem finden wir Hinweise darauf, dass das Wort zusammenhängt mit der Bedeutung »glücklich sein«, oder »das, was Freude und Wohlgefühl gibt«. In diesem Sinne ist es abgeleitet von den Begriffen *mud* (Glück) und *ra* (geben).

Mudras als Hand-, Kopf- und Körperhaltungen finden sich nicht nur in der indischen darstellenden Kunst. Auch aus ägyptischen oder christlichen Darstellungen kennen wir diese Gesten, die immer mit einem bestimmten Inhalt oder einer bestimmten Qualität verbunden sind.

Im Yoga bezeichnet man als Mudra spezielle Fingerhaltungen, eine bestimmte Art, die Augen zu fixieren oder die Zunge zu halten. Sie werden in Verbindung mit Körper-, Atem- und Konzentrationsübungen angewendet.

Wählen Sie für Ihre Konzentrations- und Meditationsübungen eine der nachfolgenden Handhaltungen aus und behalten Sie sie über einen längeren Zeitraum bei, um ihre Wirkung zu spüren.

Geste des Wissens (Jnana Mudra)
- Legen Sie die Handrücken auf die Oberschenkel. Strecken Sie die Finger, beugen Sie beide Zeigefinger und legen Sie die Fingerspitzen in die Kerbe des ersten Daumengliedes. Legen Sie die oberen Daumenglieder auf die Zeigefingernägel. Die anderen Finger bleiben gestreckt.
- Alternative: Legen Sie die Spitzen von Daumen und Zeigefingern aneinander, sodass sie einen Kreis formen; die anderen Finger werden dabei gestreckt.

Geste der Meditation (Dyana Mudra)
Legen Sie die Hände mit den Handflächen nach oben in den Schoß, sodass die kleinen Finger eng am Körper liegen. Legen Sie die rechte Hand in die Handfläche der linken, die Finger sind dabei gestreckt, die Daumenkuppen berühren sich (die Daumen sind waagrecht). Hände und Arme formen einen Kreis und stellen einen geschlossenen Energiekreislauf dar.

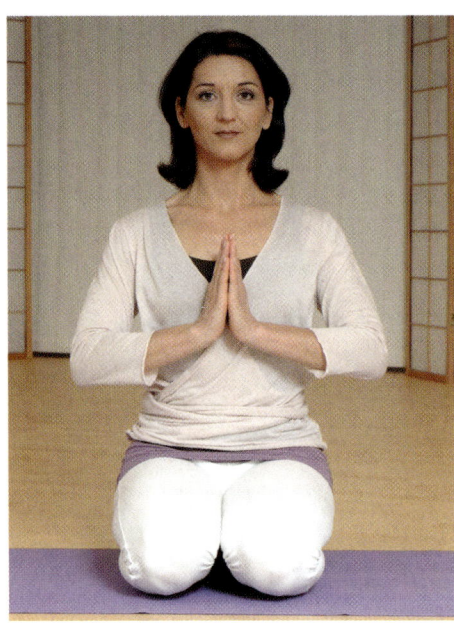

*Geste der Anbetung und des Grußes
(Anjali Mudra)*

- Stellen oder setzen Sie sich aufrecht hin, der Nacken ist langgedehnt, der Blick ist nach vorne gerichtet.
- Richten Sie den Rücken gerade auf, stellen Sie sich vor, Ihr Hinterkopf würde von einer unsichtbaren Kraft nach oben gedehnt.
- Falten Sie Ihre Hände in Gebetshaltung vor Ihrem Herzen, sodass zwischen den gestreckten Händen ein kleiner Hohlraum entsteht. Atmen Sie einige Minuten lang tief und gleichmäßig und spüren Sie dabei die Energie, die zwischen ihren Händen entsteht.
- Beenden Sie diese Haltung, indem Sie die Stirn zu den Fingerspitzen neigen und dann die Arme sinken lassen und – wenn Sie die Haltung im Sitzen einnehmen – mit beiden Fingerspitzen den Boden berühren.

Wirkung auf körperlicher Ebene
- entspannt Herz und Kreislauf
- beruhigt das Nervensystem

Wirkung auf emotionaler und mentaler Ebene
- beruhigt und entspannt
- stimmt in die Meditation ein und beendet sie
- öffnet das Herz für Liebe und Vergebung

Affirmation

Namaste – ich grüße das Göttliche in mir und in Allem.

Mudra des Muschelhorns (Shankh Mudra)

- Umschließen Sie mit den Fingern der rechten Hand den linken Daumen (die Finger der linken Hand liegen dabei eng aneinander) und legen Sie die Fingerspitzen des linken Zeige- und Mittelfingers an die rechte Daumenspitze.
- Halten Sie die Hände auf Höhe des Solarplexus.
- Diese Handhaltung eignet sich besonders für Konzentrationsübungen.

Yoga Mudra in der Haltung des Kindes

- Nehmen Sie die Haltung des Kindes ein (siehe Seite 64) oder kommen Sie aus der Lotussitz-Position mit der Stirn zum Boden. Der Rücken sollte möglichst lang gedehnt sein, das Gesäß bleibt am Boden.
- Umfassen Sie hinter dem Rücken mit der rechten Hand das linke Handgelenk (die Finger der linken Hand bleiben gestreckt) und lenken Sie den Atem in den unteren Bauchraum.
- Bleiben Sie einige Minuten in dieser Haltung, richten Sie sich langsam auf und lösen Sie die Handhaltung.
- Dynamische Version: Beugen Sie sich bei jedem Ausatmen nach unten und begeben Sie sich mit Ihrer Aufmerksamkeit von der Mitte der Stirn zum Beckenboden. Bleiben Sie einige Sekunden in der Atemleere und halten Sie die Konzentration am Beckenboden. Richten Sie sich einatmend auf, gehen Sie mit Ihrer Konzentration wieder zur Stirn und verweilen Sie mit angehaltenem Atem. Lassen Sie eine fließende Bewegung entstehen, die mühelos über einige Atemzüge geübt werden kann.
- Yoga Mudra lenkt den Geist nach innen, es kommt zu einer Beruhigung auf ganzheitlicher Ebene. Diese Haltung ist eine gute Vorbereitung auf die Meditation.

Finger-Mudra mit Mantra

- Nehmen Sie eine stabile Sitzhaltung ein, richten Sie den Rücken auf und den Blick nach vorne unten.
- Die Hände liegen mit den Handflächen nach oben auf den Oberschenkeln.
- Legen Sie Daumen und Zeigefinger aneinander und tönen Sie *Sa*.

- Dann legen sie Daumen und Mittelfinger zusammen – *Ta,*
- Daumen und Ringfinger – *Na,*
- Daumen und kleinen Finger – *Ma.*
- Führen Sie diese kurzen Fingerberührungen schnell und langsam aus – *Sa-Ta-Na-Ma* und wiederholen Sie sie mehrmals mit leichtem und festerem Druck. Spüren Sie dann nach.

Chakras – Organe des feinstofflichen Körpers

Die alten Yogaschriften beschreiben ein feines Netz von 72.000 Energiekanälen, die unseren Körper durchziehen und ihn auf feinstofflicher, auf energetischer Ebene »ernähren«. *Chakras* (»Räder«) wirken als Schaltstellen, als Transformatoren für diesen Energiefluss. Sie befinden sich in der feinstofflichen Körperhülle, die unseren physischen Körper umgibt. Auch wenn wir diese Energiehülle nicht sehen können, kennen wir doch alle die Ausstrahlung eines Menschen, die zwar nicht sichtbar, aber dennoch spürbar ist, und die mehr oder weniger energetisch sein kann.

Chakras sorgen zum einen dafür, dass der Körper ausreichend mit Energie versorgt wird, zum anderen sind sie an der Energieverteilung im Körper beteiligt. Sind diese Schaltstellen blockiert, kommt es zu Disharmonie auf allen Ebenen. Solche Blockaden entstehen aus der Sicht des Yoga sowohl durch falsches Denken, Reden und Handeln als auch durch Beeinträchtigungen der Körperfunktionen (ungesunde Ernährung, mangelnde Bewegung und Ähnliches).

Jedem Chakra wird außerdem ein bestimmtes Thema, eine Lernaufgabe zugeordnet. Die Chakras erweitern ihr Wirkungsspektrum entsprechend der körperlich-seelisch-geistigen Entwicklung des Menschen – alle Übungen aus dem Yoga wirken auf die Tätigkeit der Chakras.

Spezielle Übungen zur Entwicklung der Chakras gibt es nur in ganz wenigen Yoga-Traditionen (beispielsweise im Kundalini-Yoga). In der nachfolgenden Aufstellung finden Sie außerdem die entsprechende Keimsilbe (Bija-Mantra), die dem jeweiligen Chakra zugeordnet ist. Es empfiehlt sich, diese Silben fünf- bis siebenmal zu tönen, um den Energiefluss im Bereich des jeweiligen Chakras zu harmonisieren. Werden die Silben laut getönt, wird aus dem *Lam* ein *Lang*, aus dem *Vam* ein *Vang* und so weiter.

Wurzel-Chakra (Muladhara-Chakra)

- an der Basis der Wirbelsäule
- Keimsilbe *Lam*
- wirkt auf Keimdrüsen und Ausscheidungsorgane
- Thema: Urvertrauen, Verbindung zur Erde, Natur, Recht auf eigenes Leben

Im ersten Chakra besteht die Aufgabe darin, Sicherheit in der eigenen Existenz zu finden, die eigenen materiellen Bedürfnisse zu erfüllen und die Verbindung zur Erde zu stärken. Voraussetzung dafür ist die Fähigkeit, sich selbst, den eigenen Körper und seine Bedürfnisse wahrzunehmen.

Sakral-Chakra (Svadhisthana-Chakra)

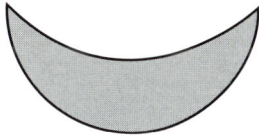

- im Kreuzbeinbereich
- Keimsilbe *Vam*
- wirkt auf Nebennieren und Unterleibsorgane
- Thema: Selbstachtung, Anziehung, Sexualität

Bei diesem Chakra geht es darum, Selbstachtung zu entwickeln und sich der eigenen Abhängigkeit beziehungsweise der eigenen Freiheit und Unabhängigkeit bewusst zu werden. Ziele sind auch ein guter Umgang mit der eigenen Sexualität, die Wertschätzung des eigenen Körpers und der eigenen sexuellen Energie, sowie Beziehungen eingehen zu können.

Nabel-Chakra (Manipura-Chakra)

- im Nabelbereich
- Keimsilbe *Ram*
- wirkt auf Bauchspeicheldrüse, Milz, Sonnengeflecht, Magen, Leber, Galle
- Thema: die eigene Persönlichkeit entwickeln, zu den eigenen Gefühlen stehen

Dieses Chakra ist der Sitz von Tat- und Willenskraft. Hier findet der Mensch die Kraft, Entscheidungen zu treffen und das, was er wirklich will, in die Tat umzusetzen. Es ist der Bereich des Ego, der Anerkennung, aber auch der Bereich von Wut und Aggression.

Herz-Chakra (Anahata-Chakra)

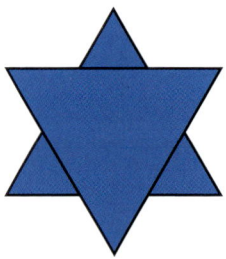

- im Herzbereich
- Keimsilbe *Yam*
- wirkt auf Thymusdrüse, Herz- und Kreislaufsystem, Blut, Lungen
- Thema: Selbstliebe, Nächstenliebe, Integration der »niederen« Triebe und »höheren« Bestrebungen

In diesem Chakra lösen sich die Gegensätze auf, Verstand und Gefühl kommen ins Gleichgewicht. Es ist der Ort des Mitgefühls und der Nächstenliebe, aber auch der Selbstliebe.

Kehlkopf-Chakra (Vishuddha-Chakra)

- im Kehlkopfbereich
- Keimsilbe *Ham*
- wirkt auf Schilddrüse, Nebenschilddrüse, Stoffwechsel, Hals, Nase, Ohren, Sprache
- Thema: Kunst der Rede, Kunst des Zuhörens, Wahrheit

Bei diesem Chakra geht es um Selbstausdruck und um wahrhaftige Kommunikation durch Beherrschung und Läuterung der Sinne und Konzentration auf das Wesentliche.

Stirn-Chakra (Ajna-Chakra)
- zwischen den Augen
- Keimsilbe *Om* (oder *Khsam*)
- wirkt auf Hypophyse, Gehirn, vegetatives Nervensystem
- Thema: Beherrschung der Willenskraft, Unterscheidungsfähigkeit, Verantwortung

Bei diesem Chakra geht es darum, Verantwortung für sich selbst zu übernehmen. Dazu ist es erforderlich, Einsicht und innere Klarheit zu gewinnen.

Scheitel-Chakra (Sahasrara-Chakra)

- am Scheitel
- Keimsilbe *Om*
- wirkt auf Zirbeldrüse, Gehirn, Atemsystem, Nerven

Bei diesem Chakra geht es um das Verschmelzen der individuellen Seele mit Gott, den Zustand des Einsseins mit allen Wesen.

Chakra-Harmonisierung

- Nehmen Sie eine aufrechte Sitzhaltung ein und richten Sie Ihren Rücken gerade auf.
- Lenken Sie in Ihrer Vorstellung die Atmung entlang der Wirbelsäule, vom Scheitel bis zum Steißbein. Stellen Sie sich diesen Atemfluss wie einen Energiestrom vor, der unentwegt durch die Wirbelsäule fließt.
- Lenken Sie dann die Aufmerksamkeit zum Wurzel-Chakra, stellen sie sich ein gelbes Viereck an dieser Stelle vor und tönen Sie dreimal *Lam* (leise) oder *Lang* (laut).
- Lenken Sie die Aufmerksamkeit auf das Sakral-Chakra, stellen Sie sich einen liegenden silbernen Halbmond vor, der von einem Hüftknochen zum anderen reicht und tönen Sie *Vam/Vang*.
- Lenken Sie die Aufmerksamkeit zum Nabel-Chakra und stellen Sie sich in diesem Bereich ein rotes Dreieck vor, das nach unten zeigt. Tönen Sie dabei *Ram/Rang*.
- Gehen Sie weiter zum Herz-Chakra, stellen Sie sich einen blauen Stern aus zwei Dreiecken vor und tönen Sie *Yam/Yang*.
- Lenken Sie die Aufmerksamkeit zum Hals-Chakra, stellen Sie sich ein violettes Oval vor und tönen Sie *Ham/Hang*.
- Lenken Sie die Aufmerksamkeit zum Stirn-Chakra und anschließend zum Scheitel-Chakra und tönen Sie dabei jeweils dreimal *Om*.

Dhyana – Meditation

*Um eine Beziehung zu Gott zu entwickeln,
ist es notwendig, dass wir uns regelmäßig
in einer ihm und uns entsprechenden Art
und Weise an ihn wenden und uns dabei
seine Qualitäten vergegenwärtigen.*

Patanjali

Wer wirklich etwas über Meditation erfahren möchte, muss sie praktizieren. Nur im Erleben können wir ihren Sinn erfahren – so wie Sie nie genau wissen werden, wie eine Ananas schmeckt, wenn Sie nie eine gegessen haben. Auch wenn ich Ihnen beschreibe, wie eine Ananas schmeckt, müssen Sie selbst probieren, um das zu wissen. Ist die Konzentration ein Sammeln der Gedanken und des Bewusstseins auf ein Objekt, so wird der Meditierende eins mit diesem Objekt.

Meditation kann eingeordnet werden in den Bereich des Wartens, des Sich-Bereitens. Durch die Übung der Meditation können wir lernen, ganz da zu sein. Das hat auf das Handeln eine verwandelnde Wirkung. Je mehr ich in die Tiefe komme, desto mehr werde ich ich selbst.

So formuliert es eine christliche Meditationsanleitung. Zwei Aussagen sind dabei wesentlich und auf den Yoga-Weg übertragbar:

- Erstens: Die Meditation ist ein »Sich-bereit-Machen«.
  Auf dem Weg des Patanjali sind wir mit der Meditation auf der siebten Stufe angekommen. Körperliche Aktivitäten, seelische und geistige Bewegungen sind weitgehend zum Stillstand gebracht; die Kräfte sind von der Peripherie zurückgezogen und in der eigenen Mitte konzentriert. Wir bereiten uns auf das Erleben des Einsseins vor.
- Zweitens: Meditation entfaltet eine wandelnde Kraft, die auf den Alltag wirkt.
  Während der Meditation wird alles Äußere unwichtig. Unsere Leistungen und Verdienste, Geld, Ruhm und Macht sind in diesem Augenblick ohne Bedeutung. Der Mensch wird wesentlich, kommt mit sich selbst in Kontakt. Raum und Zeit

werden für eine Weile unbedeutend. Jetzt ist der Mensch offen für die Intuition. Sie erlaubt ihm den Blick aufs Wesentliche, auf das Wesen einer Sache, eines Menschen. Diese Momente während der Meditation verändern uns und unsere Sichtweise von der Welt. Je öfter wir die Meditation üben, umso leichter gelingt uns diese Öffnung zum Wesentlichen, umso leichter können wir uns aus den Verstrickungen in eigene Vorstellungen und Erwartungen lösen. Aufgesetztes Ich-Bewusstsein, das sich beispielsweise über Leistung und Zugehörigkeit zu einer Gruppe definiert, wandelt sich in Selbstbewusstsein. Scheinwerte werden unwichtiger. Geleitet von der Intuition, gestalten wir unser Leben glücklicher und erleben immer häufiger heitere Gelassenheit. Nicht zuletzt werden wir negative Gefühle verwandeln und angstfreier leben können. Das bedeutet auch, dass sich Meditation positiv auf unseren Gesundheitszustand auswirkt.

Nach seiner Herkunft kommt das Wort *Meditation* aus dem Lateinischen und kann mehrdeutig übersetzt werden. Das Verb *meditari* heißt »nachsinnen« oder »exerzitienmäßig üben«. Auch mit dem Begriff »Mitte« ist die Meditation verwandt. Die indogermanische Wurzel *med* bedeutet ursprünglich »wandern, abschreiten, abmessen« – das Wort könnte also auch mit den Wörtern Maß und Muße verwandt sein, sogar mit *Medicus*, dem Arzt, der ein klug ermessender Ratgeber sein sollte.

Es geht also um das Nachsinnen, darum, den Sinn zu erfahren, indem wir in etwas hineinspüren. Es geht darum, sein eigenes Maß und seine eigene Zeit zu finden. Beziehen wir das auf den klug ermessenden Ratgeber, geht es auch um den Rat von innen, den wir in der Meditation erhalten.

Den Zustand der Meditation kennen wir aus dem alltäglichen Leben, beispielsweise wenn wir hingegeben Musik hören, einen Sonnenaufgang oder einen Sonnenuntergang betrachten. Der Psychologe und Zen-Meditationslehrer *Karlfried Graf Dürckheim* (1896 bis 1988) nannte die meditative Stille in der Natur »die Stille hinter der Stille«.

Eine Übung, die ich Ihnen sehr empfehlen kann, wenn Sie allein im Wald oder an einem ruhigen Platz sind: auf diese Stille hinter der Stille zu lauschen. Auch die Geburt eines Kindes beschreiben manche Mütter trotz der damit verbundenen Schmerzen als eine Erfahrung tiefsten Einsseins und damit tiefster Meditation.

Meditation, ob sie spontan geschieht oder durch Übung erreicht wird, sollte ein Teil unseres Alltags werden. So kann man sich meditativ mit einem Menschen beschäftigen, indem man nicht das Äußere betrachtet, sondern in der Meditation tief hineinblickt in das innere Wesen. Auf diese Weise kann immer mehr erkannt werden, dass wir alle untrennbar miteinander verbunden sind.

Der Yoga-Weg zeigt uns, wie wir diesen Zustand bewusst herbeiführen können, um zum letzten Ziel des Yoga-Weges – zu Samadhi, der Einheit – zu gelangen. Zwei Richtungen finden wir in den entsprechenden Anweisungen: die gegenständliche und die ungegenständliche Meditation.

Bei der gegenständlichen Meditation wird ein Konzentrationsobjekt als Ausgangspunkt gewählt, das zum tiefen Erleben führt: eine Kerze, eine Blume, ein Bild, ein Mandala, ein geometrisches Symbol oder ein Chakra-Symbol (siehe Seite 128). Bei der ungegenständlichen Meditation lenken wir die Aufmerksamkeit auf den Atem, auf einen Ton oder ein Mantra.

Es ist auch möglich, auf ein Wort (beispielsweise Liebe, Güte, Wahrheit) oder einen Satz aus einer Weisheitsschrift zu meditieren. Dabei geht es nicht um Textverständnis, sondern um ein intuitives Einswerden mit der dort ausgedrückten Wahrheit.

Eine weitere Möglichkeit ist die Musikmeditation. Hier können wir indische Raga-Musik genauso verwenden wie die Musik von Bach oder Mozart. Wichtig ist, dass wir uns ganz auf die Musik konzentrieren.

Was Sie zum Thema Meditation wissen sollten

Zeit
Die beste Zeit für die Meditation ist der frühe Morgen, bevor die Welt erwacht, oder der Abend, wenn die Alltagsaktivitäten zur Ruhe gekommen sind. Die Morgenmeditation dient der Einstimmung in den Tag, die Abendmeditation sollte mit einer Art Rückschau beginnen, mit der wir den Tag abschließen.

Meditieren Sie möglichst immer zur gleichen Zeit, der Gewöhnungseffekt hilft Ihnen, sich schneller in die Meditation einlassen zu können. Wählen Sie anfangs einen kürzeren Zeitraum, beispielsweise zehn Minuten, und dehnen Sie Ihre Meditationszeit langsam aus (eine Teeuhr ist dabei sehr hilfreich).

Platz
Meditieren Sie, wenn möglich, immer am gleichen Platz, den Sie mit einer Kerze, einer Blume und/oder einem Andachtsbild schmücken sollten.

Haltung
Die Meditationshaltung sollte auch über einen längeren Zeitraum angenehm sein. Wählen Sie, wenn Ihnen das Sitzen auf dem Boden zu beschwerlich ist, anfangs einen Stuhl mit harter Unterlage. Wichtig ist, dass der Rücken aufrecht und die Schultern entspannt bleiben. Innere und äußere Haltung entsprechen sich. Schon das bewegungslose Sitzen führt ein Stück weit zur inneren Ruhe. Wie wir uns mit dem Ausatmen »in den Schultern« loslassen, lassen wir auch die Gedanken und Gefühle los. Loslassen bei gleichzeitiger bewusster Aufrichtung kennzeichnet die innere Haltung.

Atmen
Achten Sie darauf, dass Sie keine beengende Kleidung tragen und dass die Sitzhaltung eine tiefe Atmung ermöglicht. Der Atem kann in der Meditation selbst zur Führung, zum Objekt der Meditation werden. Indem wir zunächst unsere Aufmerksamkeit auf den Fluss des Atems lenken, tauchen wir immer tiefer ein in dieses zyklische Geschehen. Beeinflussen Sie Ihren Atem nicht willentlich – er ist älter und weiser als Sie. »Es atmet in mir« ist ein Satz, der sich als Einstieg in die Meditation eignet.

Anfang und Ende
Entwickeln Sie ein eigenes Ritual, mit dem Sie die Meditation einleiten und beenden. Dazu können Sie beispielsweise eine Klangschale verwenden.

Schlagen Sie die Klangschale an und verneigen Sie sich am Anfang und am Ende der Meditation, indem Sie die Hände in Anjali Mudra aneinanderlegen und sich vor dem Göttlichen in Allem verbeugen, sodass Ihre Stirn den Boden berührt. Oder beginnen Sie mit gefalteten Händen und beenden Sie die Meditation, indem Sie mit beiden Händen den Boden berühren und Ihre Stirn zum Boden neigen.

Anleitung zur Meditation

- Nehmen Sie eine stabile Sitzhaltung ein (Fersensitz, halber Lotussitz oder auch auf einem Stuhl), verwurzeln Sie die Sitzhöcker fest im Boden und richten Sie von dort aus den Rücken auf. Dehnen Sie den Nacken lang, ziehen Sie das Kinn etwas zum Brustbein.

- Lassen Sie die Schultern los und entspannen Sie die Arme.
- Legen Sie die Zungenspitze an den oberen Gaumen hinter die Schneidezähne, die Lippen sind locker geschlossen.
- Beginnen Sie Ihre Meditation beispielsweise mit dem Anschlagen der Klangschale und mit einer kurzen Verneigung.
- Legen Sie dann die Hände im Jnana Mudra auf die Oberschenkel oder in den Schoß.
- Öffnen Sie die Augen so weit, dass Sie beispielsweise die vor Ihnen stehende Kerze wahrnehmen können.
- Konzentrieren Sie sich auf den Atem, nehmen Sie wahr, wie er ein- und ausfließt. Störende Gedanken lassen Sie wieder gehen.
- Wählen Sie das Konzentrationsobjekt, mit dem Sie die Meditation beginnen möchten: entweder ein gegenständliches wie eine Kerze oder ein ungegenständliches wie ein Mantra, beispielsweise *Om* oder *Amen*.
- Bleiben Sie so lange bei diesem Konzentrationsobjekt, bis Sie das Gefühl haben, in die Tiefe vorgedrungen zu sein.
- Wenn Sie zum Beispiel eine Kerze gewählt haben, betrachten Sie die Kerzenflamme, solange Sie die Aufmerksamkeit aufrechterhalten können. Dann schließen Sie die Augen. Sie sind nach innen auf den Punkt der Nasenwurzel gewandt.
- Lassen Sie in diesem inneren Raum das Bild der Flamme entstehen und halten Sie die Konzentration so lange auf die Flamme hinter ihren Augen gerichtet, bis Sie immer mehr eins werden mit der Flamme und sich nicht mehr nur als Beobachter empfinden.
- Öffnen Sie zwischendurch die Augen, wenn Sie das innere Bild verloren haben, und versenken Sie sich aufs Neue. Erzwingen Sie nichts, üben Sie geduldig weiter, bis Sie den Eindruck haben, selbst zur Flamme zu werden.
- Um die Meditationsübung zu beenden, legen Sie wieder die Handflächen vor der Brust zusammen, verneigen sich und schlagen die Klangschale an.

In gleicher Weise meditieren Sie auf einen Baum oder eine Blume, ein Andachtsbild, einen Ton oder ein Mantra, beispielsweise auf *Om*. Wiederholen Sie das Mantra mit jedem Ein- und Ausatmen, bis Sie ganz eins werden mit dem Ton. Seien Sie dabei vollkommen präsent in Ihrer Wahrnehmung.

Wirkungen der Meditation auf Körper, Seele und Geist

Es gibt inzwischen unzählige Ausarbeitungen und Forschungsprojekte, die die positiven Effekte der Meditation beweisen. Sie reichen von Stressabbau, positiver Wirkung auf Herz und Kreislauf über die Linderung von Allergien bis hin zu einer positiven Beeinflussung des Hormon- und Immunsystems. Ebenfalls durch Forschungsergebnisse belegt sind die positiven Auswirkungen der Meditation bei der Nachbehandlung von Operationen und schweren Erkrankungen.

Auf seelisch-geistiger Ebene bringt die Meditation vor allem inneres Gleichgewicht und verbesserte Selbsterkenntnis. Meditation ist eine ganz konkrete Lebenshilfe, mit der wir den Alltag besser bewältigen können. Im Unterschied zu Entspannungstechniken, die möglicherweise ähnliche körperliche Vorteile bringen, hat die Meditation immer einen transzendenten Bezug zu unserem Ursprung, zum Geheimnis des Lebens und des Göttlichen in uns.

Zum Wesen der Meditation gehört, dass sie uns vom Vielfältigen und den uns oft zerreißenden Gegensätzen zur Einheit führt. Sie führt uns immer mehr zum intuitiven Erkennen des Lebens. Meditation vermittelt unmittelbare Erkenntnis – ist Besinnung, die zur Sinnfindung wird.

Widerstände auf dem Weg

Am Schluss möchte ich auf die Widerstände auf dem Meditationsweg hinweisen, die schon in den Yoga-Sutras beschrieben sind, das heißt für Menschen aller Zeiten gelten.

Nur ständiges Bemühen und Geduld bringen Erfolg. Auch wenn es immer wieder Angebote gibt, die ein Zauberwort versprechen, mit dessen Hilfe man angeblich sofort den positiven Effekt der Meditation erreichen soll, bleibt die eigene Übung nicht erspart.

»Yoga ist der Kampf gegen die Schwerkraft!«, sagte mir ein Yoga-Lehrer vor vielen Jahren. Wohin einen die Schwerkraft zieht, ist manchmal unterschiedlich: zum Ausruhen und Fernsehen, zum Ablenken durch ständiges Ausgehen, zum Essen, Trinken und so weiter. Manchmal gelingt es gut, diesem Sog zur Ablenkung zu widerstehen, manchmal weniger gut.

Das gilt auch für die Absicht, »gut zu meditieren«. Eine zu große Erwartungshaltung blockiert uns eher, als dass sie uns weiterbringt. Aus meiner langjährigen Praxiserfahrung heraus weiß ich, dass ein geduldiges, liebevolles Vorgehen ohne Druck und Selbstvorwürfe den meisten Erfolg bringt. In einer alten Yoga-Schrift fand ich den Hinweis, dass die Bienen den Honig immer finden und freiwillig hinfliegen, wenn sie seine Süße erst einmal erkannt haben. So ist es auch mit uns: Wenn wir immer häufiger spüren, wie wohltuend sich Yoga auf das ganze Leben auswirkt, wie wunderbar es sich anfühlt, in der Meditation frei zu sein von allem Bedrückenden und Beengenden, werden wir diese Erfahrung immer öfter suchen.

Samadhi – das Erleben der Einheit

Die Versenkung – samadhi – entspricht dem Stadium der schöpferischen Psycho-Synthese. Sie ist praktisch eine Besinnung auf die innere Kraft, auf die unauflösliche Einheit mit dem göttlichen Geist im Seeleninnersten, woraus das Bewusstsein des Freiseins von allen Gebundenheiten erfließt. Man kann diesen Zustand auch als Erleuchtung bezeichnen; denn in ihm werden auch die letzten verborgenen Tiefen des Gemüts und der Seele erleuchtet, erhellt, bewußt gemacht.

K. O. Schmidt

Samadhi ist ein Zustand, in welchem der Mensch das Bewusstsein jeder Individualität einschließlich seiner eigenen verliert. Für uns westliche Menschen hören sich solche Sätze fast bedrohlich an. Das Bewusstsein verlieren verbinden wir mit Bewusstlosigkeit. Diese Auflösung der Individualität ist allerdings genau das Gegenteil von Bewusstlosigkeit, es ist die höchste Form der Erkenntnis. Der Mensch ist – betrachten wir den Achstufigen Pfad des Patanjali – auf der obersten Ebene angekommen. Er erkennt, dass es keinen Unterschied gibt zwischen Geist und Materie, zwischen Welt und Gott.

Während der Mensch die Stufen *Konzentration* und *Meditation* durch Übung und damit in gewisser Weise durch eine Willensanstrengung erreichen kann, entsteht Samadhi als Frucht daraus. Loslassen und Geschehenlassen sind die wichtigsten Voraussetzungen.

Samadhi entspricht dem, was die christlichen Mystiker als *Unio mystica* (Einswerdung mit Gott), die Zen-Buddhisten als *Sartori* bezeichnen. Von allen Stufen des Yoga-Weges ist diese am schwierigsten in Worte zu fassen.

Samadhi ist ein rein persönliches Erlebnis. Der Mensch, der dies erlebt, wird in der Regel nicht das Bedürfnis haben, darüber zu sprechen. In einer Sammlung von indischen Gleichnissen heißt es dazu:

> *Gleichwie der volle Topf keinen Ton von sich gibt, so soll der, der voll von Wissen und Erkenntnis ist, keinen Ton davon äußern, nicht schätzen und nicht prahlen, wie der leere Topf.*

Im Zustand des Samadhi tritt selbst das Gefühl der Freude und des Glücks in den Hintergrund. Die bewegten Wellen der Wasseroberfläche sind zur Ruhe gekommen, sodass man bis auf den Grund sehen kann, auf dem »der Diamant des Selbst« ruht.

Abgesehen von diesen großen und nicht mehr zu beschreibenden Erfahrungen haben wir alle im Laufe unseres Lebens unsere »kleinen Samadhi-Erlebnisse«, in denen wir die Grenze zum Unendlichen berühren. Dann scheinen sich die engen Grenzen des Ichs aufzulösen und wir mit etwas Größerem zu verschmelzen. Der evangelische Theologe *Paul Tillich* (1886 bis 1965) nennt es die Begegnung mit dem, *»was uns unbedingt angeht«*. Diese Erlebnisse gehören zu den größten Glücksfällen unseres Lebens; sie begegnen uns im innigen Kontakt mit anderen Menschen, in Kunst und Musik und natürlich in der Meditation. Aber niemand kann in diesem Zustand verbleiben, im Gegenteil: Es kann sein, dass man danach das Gefühl hat, als stünde man mit leeren Händen da. Der Weg beginnt immer wieder von vorn.

Wie Yoga wirkt

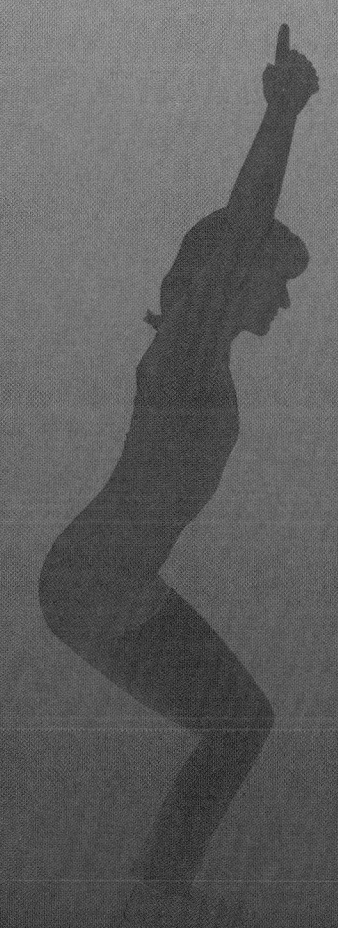

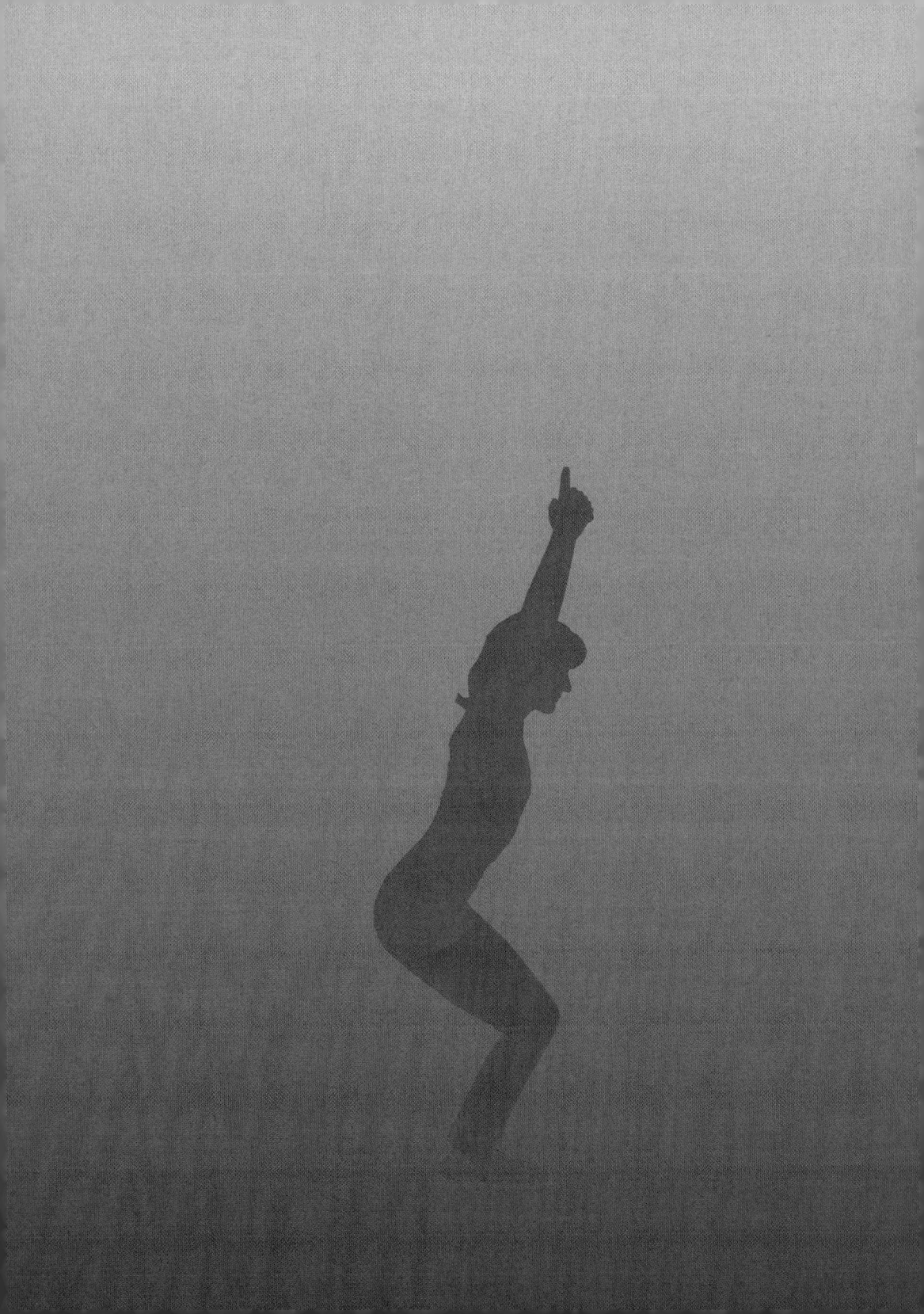

Wie Yoga wirkt

*Yoga ist keine Gymnastik und kein Sport,
keine Institution zur Erhaltung der
Gesundheit. Yoga ist nur ein uralter,
gewaltiger Weg des Menschen zu Gott.
Dass auf diesem Weg auch die Gesundheit,
die Leistungsfähigkeit, die vitale Kraft, die
Konzentration und Spannkraft gesteigert
wird, ist selbstverständlich, doch sind das
Nebenerfolge, die niemals Selbstzweck
sein dürfen.*

Wladimir Lindenberg

... auf das Skelett- und Muskelsystem

Viele der nachfolgend beschriebenen Wirkungen kenne ich aus eigener Erfahrung
oder von den Schilderungen meiner vielen Kursteilnehmer. Außerdem beziehe ich
mich auf Forschungsergebnisse, die in den letzten Jahren zum Thema Yoga veröf-
fentlicht wurden.

Durch die vielfältigen Asanas, die in Verbindung mit Atem und Konzentration
durchgeführt werden, kommt es zu einem Ausgleich zwischen verspannter und
erschlaffter Muskulatur. So kann eine bessere Wahrnehmung für den Eu-Tonus,
wie man die gesunde Muskelspannung nennt, entwickelt werden.

Verspannungen werden frühzeitig erkannt und können aufgelöst werden.
Dadurch wird die Muskulatur besser durchblutet und mit Sauerstoff versorgt –
Abbauprodukte des Stoffwechsels können schneller abtransportiert werden. Auf
diese Weise wird nicht nur die Arbeitsleistung des Muskels gefördert, sondern
auch dessen Aufbau und Erhaltung.

Durch die Vielfalt der Übungen werden verschiedene Muskelgruppen isoliert
betätigt und trainiert, die im Alltag oft kaum zum Einsatz kommen (beispielsweise die seitliche Bauch- und Rumpfmuskulatur).

Die Beweglichkeit der Wirbelsäule wird verbessert. Durch die stärkere Durchblutung des umgebenden Gewebes, die damit verbunden ist, wird die Ernährung der Knochen gesteigert (die Knochen werden über die Knochenhaut ernährt und sind damit von der Durchblutung des umgebenden Gewebes abhängig).

Durch die verschiedenen Dehn- und Drehübungen kommt es zur Stimulation der aus der Wirbelsäule austretenden Nerven und damit zu einer allgemeinen Aktivierung des Nervensystems. Entsprechende sportwissenschaftliche Studien haben gezeigt, dass es durch Yoga-Übungen zu einer Optimierung des sensomotorischen Regelsystems kommt, also des Zusammenspiels zwischen sensorischen (Sinnesreize weitervermittelnden) und motorischen (»Befehle« an die Muskeln leitenden) Nerven.

Der Wechsel von Be- und Entlastung der Wirbelsäule verbessert die Versorgung der Bandscheiben. Bänder und Sehnen bleiben elastisch. Auch die Gelenkbeweglichkeit wird verbessert, denn im Gelenk befinden sich Dehnungs- und Druckrezeptoren, die die Stellung des Gelenks messen und zu seiner optimalen Lage beitragen.

... auf das Gehirn

Hautrezeptoren, die durch die verschiedenen Körper- und Atemübungen aktiviert werden, melden die Bewegung an bestimmte Hirnregionen und tragen auf diese Weise zur Verfeinerung und Intensivierung des Körperschemas im Gehirn bei.

Der Trainingseffekt bei häufiger Wiederholung von Gleichgewichtsübungen wirkt sich positiv auf das Gleichgewichtsgefühl und die Ausdauer aus. Durch Überkreuzungsübungen (zum Beispiel rechter Arm, linkes Bein) wird die Koordination zwischen linker und rechter Gehirnhälfte verbessert.

Tiefenentspannung führt zu einer Absenkung der Gehirnfrequenz (auf die sogenannte Alpha- oder Theta-Ebene) und damit zu einer ganzheitlichen Beruhigung. Die rechte Gehirnhälfte wird aktiviert, so dass die Kreativität angeregt und die Intuition verbessert wird. Die tiefe Entspannung und Beruhigung, die beispielsweise während Yoga Nidra oder während der Meditation eintritt, führt zur Beruhigung des gesamten Nervensystems, zum Abbau von Stresshormonen und damit auch zu einer Stärkung des Immunsystems. Sie wirkt damit insgesamt gesundheitsfördernd.

... auf innere Organe und Drüsen

Durch die verschiedenen Asanas und Atemübungen kommt es zu einer verbesserten Durchblutung und Sauerstoffversorgung der inneren Organe. Der Verbrennungsprozess der Zelle wird durch vermehrte Sauerstoffversorgung angeregt. Unter anderem ist ein verbesserter Abtransport von Stoffwechselendprodukten und damit eine bessere Entgiftung die Folge. Atemübungen regen die Entsäuerung des Körpers an und verhindern damit die vielfältigen Störungen, die durch Übersäuerung im Organismus entstehen (beispielsweise Anfälligkeit für Infekte, Pilze und Ähnliches).

Die Wahrnehmung des Dehnungs- und Füllzustands der Eingeweide, die über Rezeptoren ans Gehirn weitergeleitet werden, wird durch Yoga verfeinert. So entstehen weniger Hungergefühle beziehungsweise das Sättigungsgefühl tritt schneller ein.

Durch Druckverlagerung im Bauchraum (wie beispielsweise bei der Vorwärtsbeuge) wird vor allem die Durchblutung in den feinsten Blutgefäßen verstärkt. Die Stoffaufnahme aus dem Blut und die Filtration werden so optimiert. Regelmäßiges Yoga-Üben führt daher zu einer Verbesserung der Verdauungsleistung.

Das Herz wird gestärkt: Durch langsames tiefes Atmen wird es entlastet, durch Umkehrübungen wird ein Reiz gesetzt, der das Herz entlastet und gleichzeitig durch die erhöhte Sauerstoffzufuhr stärkt.

Das Gleichgewichtsorgan, das im Innenohr liegt, wird durch Umkehrübungen besser durchblutet. Umkehrhaltungen entlasten auch die Venen. Der Lymphfluss wird durch die leicht massierende Wirkung, die bei manchen Übungen entsteht, angeregt.

Durch die allgemein durch Bewegung und Atmung verbesserte Durchblutung kommt es zu einer besseren Hautqualität und zu einer langsameren Hautalterung. Nicht zuletzt verbessert sich durch eine regelmäßige Yoga-Praxis das Atemvolumen. Entsprechende Messungen bei mir selbst und bei meinen Yoga-Schülern haben diesbezüglich erstaunliche Erfolge aufgezeigt.

... auf Psyche und Geist

Yoga wirkt sich positiv auf alle Symptome aus, die in Verbindung mit Stress auftauchen – wie Angstzustände, Schlaflosigkeit, Konzentrationsstörungen, Kopfschmerzen, verstärkte Allergiebereitschaft und so weiter.

Disziplin und die Bereitschaft, Grenzen zu setzen und Widerstand zu leisten wird erhöht. Man lässt sich nicht mehr so leicht von außen beeinflussen, gleichzeitig steigt die Fähigkeit, die wahren eigenen Bedürfnisse zu erkennen (beispielsweise Zeit für sich selbst, liebevolle Zuwendung statt Einkaufsrausch). Die Achtsamkeit im Umgang mit sich selbst und anderen verbessert sich.

Wer über einen längeren Zeitraum Yoga übt, kann besser mit wechselnden Gefühlen und Stimmungen umgehen. Es fällt leichter, das seelische Gleichgewicht wiederherzustellen, beispielsweise durch Visualisierung und Konzentration auf positive innere Bilder oder durch Meditation.

Die Nervenaktivität und damit auch die emotionale Befindlichkeit hängen von bestimmten Botenstoffen (sogenannten Neurotransmittern) ab, die Informationen von einer Nervenzelle zur anderen transportieren. Diese Botenstoffe können durch Gedanken beeinflusst werden. Die positive Veränderung der Gefühle wirkt über das limbische System (das Zentrum der Gefühlsverarbeitung) wiederum auch auf das Hormon- und das Immunsystem. Gleichzeitig kommt es zu einer Verbesserung der Durchblutung innerer Organe. Entsprechende Studien zeigen, dass durch angstvolle, panische Gedanken beispielsweise die Durchblutung des Magens verschlechtert wird.

Durch ein positives Körpergefühl werden das Selbstwertgefühl und die realistische Wahrnehmung der eigenen Person verstärkt. Indem der Yoga-Übende die Verbundenheit mit dem eigenen inneren Kern und mit einer göttlichen oder kosmischen Kraft erfährt, entwickelt er Vertrauen in die innere Führung, aus der heraus die Probleme des Lebens leichter bewältigt werden können.

Wahrhaft kein Zweifel

Zusammenfassend kann man mit den Worten aus der Hatha-Yoga-Pradi-pika sagen:

Der Junge, der Alte, der Uralte, selbst der Kranke und Gebrechliche kann durch ständige Übung vollkommenen Yoga erreichen. Der Erfolg wird dem zuteil, der seine Übungen ausführt. Nicht durch bloßes Lesen heiliger Tex-te erwirbt man Erfolg, nicht durch Tragen des Gewandes eines Yogin oder eines Mönches, ebenso wenig durch Reden über Yoga. Unermüdliche Übung ist das Geheimnis des Erfolges. Es gibt hierüber wahrhaft keinen Zweifel.

Yoga-Special

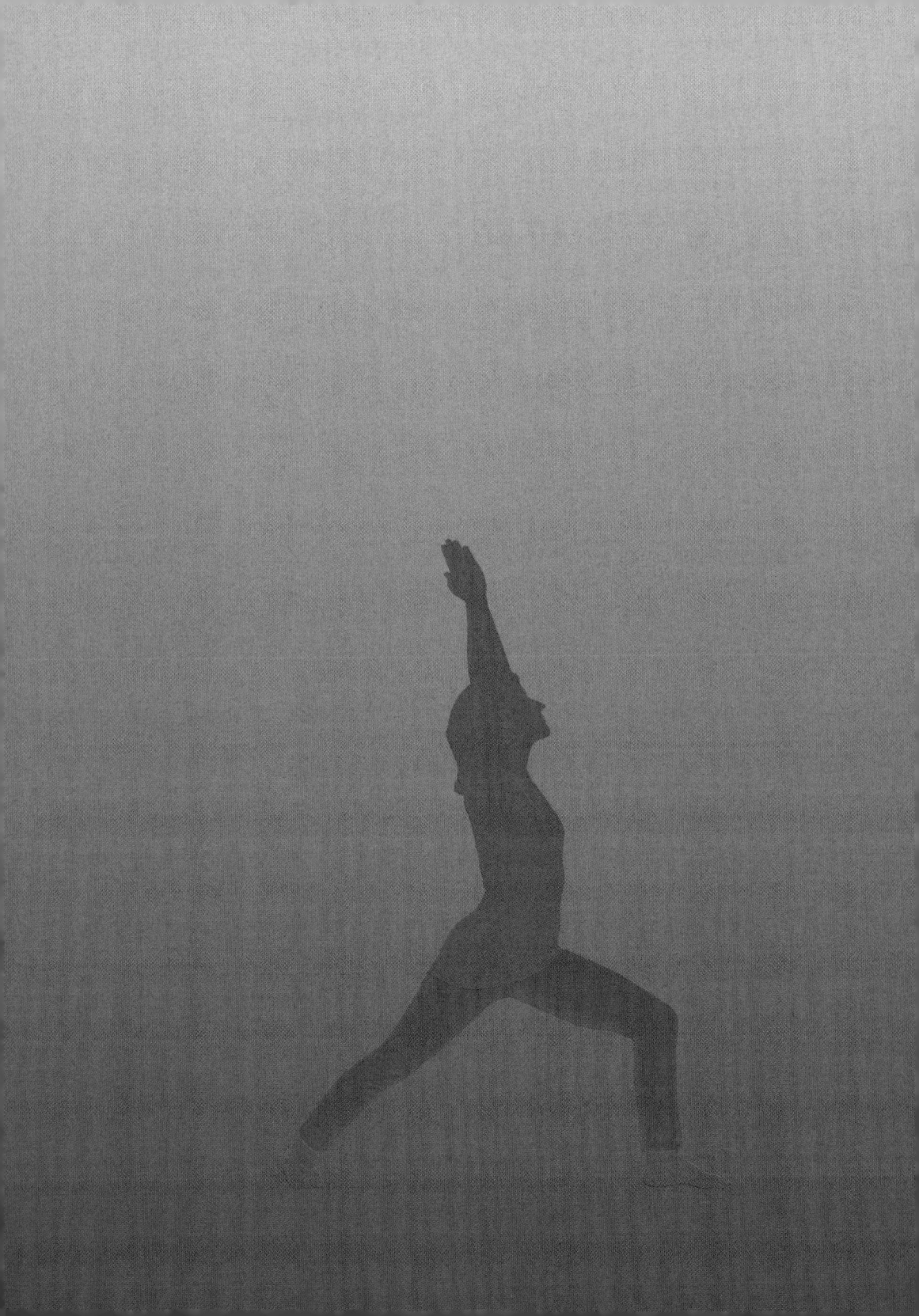

Yoga-Special

*Das Ziel, das dem Übenden hier gesetzt
wird, ist die Erlangung jener Heiterkeit
der Seele, die durch nichts getrübt
werden kann. Jene Gelassenheit des
Gemüts, die zu allem die Einstellung
verstehender Liebe einnimmt.*

K. O. Schmidt

Yoga und Psyche

»Sich vom Leiden zu befreien, ist das Ziel aller indischen Philosophien«, schreibt der Religionswissenschaftler *Mircea Eliade* in seinem Buch *Yoga – Unsterblichkeit und Freiheit*. Er sagt:

Yoga ist in erster Linie ein psychologisches System, das Wege zur Befreiung aus dem Leid aufzeigt. Die Rolle, die unsere Gedanken und Gefühle bei der Entstehung von Abhängigkeit und Leid spielen, muss erkannt werden und damit auch die Möglichkeiten, sie zu verändern.

In meiner Yoga-Praxis habe ich über die Jahrzehnte viele Menschen erlebt, die sich mithilfe der verschiedenen Übungen – und durch eine dadurch veränderte Haltung dem Leben gegenüber – aus Ängsten, Verstrickungen und Abhängigkeit befreien konnten. Immer noch höre ich in diesem Zusammenhang die Stimme des längst verstorbenen Yogalehrers *Selvarajan Yesudian*, wenn er uns geradezu beschwor: »Steh auf und sei frei.«

Nachfolgend werde ich einige psychologische Themen beschreiben und Ihnen eine entsprechende Übungsreihe aus Entspannung, Körper-, Atem-, Konzentrations- und Meditationsübungen dazu vorschlagen. Für besonders wertvoll halte ich neben den Übungen die Visualisierung. Die Wirkung der inneren Bilder kann nicht hoch genug eingeschätzt werden, wenn es darum geht, negative Gedankenmuster zu überwinden. Zu jedem Thema finden Sie eine solche Übung, die Sie in Ihren

Tagesablauf einbauen sollten. Empfehlenswert ist, das vorgeschlagene Übungsprogramm über mehrere Wochen beizubehalten und eine Art »Yoga-Tagebuch« zu
führen, um sich bewusst zu werden, was sich dadurch in Ihrem Leben verändert.

> ### Tipp: Wichtig für alle Übungen
> Für alle nachfolgend beschriebenen Übungsreihen gilt:
> - Üben Sie möglichst zweimal täglich. Beginnen Sie mit einer kurzen
>   Entspannung. Wenn Sie am Morgen üben und bereits Yoga-Erfahrung
>   haben, beginnen Sie mit dem Sonnengruß. Ansonsten können Sie zur
>   Vorbereitung Basisübungen für den Körper aus dem Kapitel »Asanas«
>   wählen.
> - Intensivieren Sie die Übungen, indem Sie sie im Laufe der Zeit länger
>   halten und bewusster in der Übung bleiben.

Thema Angst

Angst hat eine wichtige Funktion für den Menschen, sie warnt, schärft die Achtsamkeit, veranlasst im besten Fall zum Handeln. Meistens erleben wir die Angst
allerdings als diffus und lähmend. In seiner Herkunft hängt das Wort Angst mit
Enge zusammen, mit einer Enge, die Druck auf uns ausübt, uns die Kehle
zuschnürt. Leider können wir diesen Druck oft nicht positiv als Antrieb zum Handeln nutzen. Stattdessen ziehen wir uns zusammen und werden noch enger. Alle
Aktionen finden im Inneren des Körpers statt: Der Blutdruck steigt oder fällt, das
Herz rast, Schweiß bricht aus, Schlaf und Appetit sind empfindlich gestört, die
Angst sitzt im Nacken und im Herzen.

Unabhängig davon, dass es bei echten Angststörungen notwendig ist, therapeutische Hilfe zu suchen, sollten Sie die besonderen Kräfte des Yoga nutzen, um
das zu entwickeln, was die Angst eigentlich fordert: Mut.

Mut, um sich dem zu stellen, was Angst macht. Dazu sollten Sie sich erst einmal bewusst werden, an welchen Dingen, Menschen, Tieren sich Ihre Angst fest-
macht. Suchen Sie in Ihrer Erinnerung nach einem Erlebnis, bei dem Sie beispielsweise dieser Angst positiv begegnet sind. Wie war Ihr Gefühl damals, als Sie es
geschafft haben, sich mutig der Angst zu stellen? Rufen Sie sich dieses Gefühl ins
Bewusstsein, erinnern Sie Ihren Körper, Ihre Zellen daran, wie es sich anfühlt,

mutig zu sein. Oder stellen Sie sich vor, wie es wäre, dieser Angst positiv zu begegnen und malen Sie es sich deutlich aus. Sie werden feststellen, dass die Angst als Haltung dem Leben gegenüber immer mehr schwindet, je mehr Situationen im Leben Sie mutig meistern. Dazu trägt die nachfolgende Übungsreihe bei. Die lebensnotwendige Angst, die uns in Momenten der Gefahr äußerst wachsam sein lässt, wird dadurch klarer erkennbar.

Übungsreihe bei Angst
1. Berg (*Tadasana*), siehe Seite 44
Affirmation: Ich stehe wie ein Fels in der Brandung und meistere mein Leben.

2. Heldenhaltung (*Virabhadrasana*), siehe Seite 55
Affirmation: Jede Aufgabe, die gemeistert wird, verstärkt Mut und Selbstvertrauen.

3. Löwe (*Simhasana*), siehe Seite 61
Affirmation: Ich besiege die Angst, sie verliert ihre Macht über mich.

4. Kobra (*Bhujangasana*), siehe Seite 88
Affirmation: Ich erhebe mich, bin wachsam und konzentriert.

5. Haltung des Kindes (*Garbhasana*), siehe Seite 64
Affirmation: Ich vertraue dem Leben.

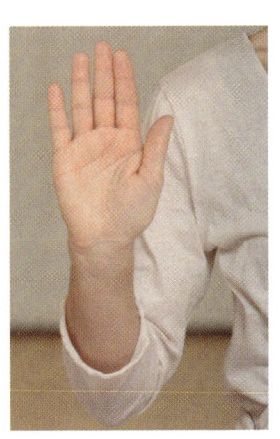

6. Geste der Furchtlosigkeit (*Abhaya Mudra*)

Abhaya heißt übersetzt »Furchtlosigkeit«. Diese Mudra symbolisiert Schutz, Frieden und die Auflösung von Furcht. Außerdem soll sie Eifersuchtsgefühle transformieren.

- Nehmen Sie eine stabile Sitzhaltung ein oder stehen Sie aufrecht und fest verwurzelt. Richten Sie den Rücken auf und dehnen Sie den Nacken lang.
- Heben Sie Ihre rechte Hand auf Schulterhöhe, die Finger sind gestreckt, die Handfläche weist nach vorne.

Die linke Hand können Sie entspannt in den Schoß legen oder mit den Fingerspitzen den Boden berühren. Wenn Sie in der Standhaltung üben, lassen Sie den linken Arm locker hängen.

- Konzentrieren Sie sich auf Ihr Herz und atmen Sie tief und gleichmäßig.
- Verbinden Sie sich innerlich mit der Bedeutung dieser Handhaltung: mit Abgrenzung, Schutz und Mut.
- Bleiben Sie in dieser Haltung, bis Sie das Gefühl haben, dass sie beginnt, zu wirken. Lassen Sie die Hand sinken und spüren Sie nach.

Wirkung auf körperlicher Ebene
- beruhigt Herz und Nervensystem

Wirkung auf emotionaler und mentaler Ebene
- erleichtert die Abgrenzung
- vermittelt Schutz und Sicherheit

Affirmation
Ich bin mutig wie ein Tiger.
Ich bin stark wie ein Löwe.
Ich bin zart wie ein Vogel.
Ich bin bescheiden wie eine Blume.

7. Atemübung: Yoga-Atmung, siehe Seite 101

8. Visualisierung
- Setzen Sie sich aufrecht in den Fersen- oder Lotussitz. Richten Sie den Rücken gerade auf, legen Sie die Hände in Jnana Mudra (siehe Seite 69) in den Schoß und schließen Sie die Augen.
- Stellen Sie sich vor Ihrem inneren Auge eine Treppe vor, die Sie Stufe für Stufe nach unten gehen und dabei von zehn bis eins herunterzählen. Stellen Sie sich dort einen idealen Entspannungsplatz vor und entspannen Sie sich einige Atemzüge lang tief. Je klarer Sie sich diesen Platz vorstellen, desto tiefer können sie sich entspannen.

- Lassen Sie jetzt vor Ihrem inneren Auge Bilder auftauchen, die Sie mit Mut verbinden: Das kann ein Baum oder ein Tier sein, ein Mensch oder ein Engel. Lassen Sie sich Zeit, bis ein entsprechendes Bild auftaucht.
- Suchen Sie jetzt in Ihrem Inneren ein Bild für eine Körperhaltung, die Sie mit Mut verbinden. Schicken Sie Mut in jede Zelle Ihres Körpers.
- Lenken Sie die Aufmerksamkeit auf Ihr Herz und bleiben Sie in einer liebevollen Verbindung mit Ihrem Herzen.
- Nach einigen tiefen Atemzügen gehen Sie Ihre imaginäre Treppe wieder nach oben, während Sie von eins bis zehn zählen. Strecken und dehnen Sie sich kräftig durch.

Musikempfehlung
Joseph Haydn; Ludwig van Beethoven; Richard Strauss

Thema Überforderung und Burn-out

Lang anhaltender negativer Stress und seine Folgen (siehe Seite 36-38) führen zu Gefühlen von Überforderung und regelrechter Verzweiflung oder Ohnmacht der Situation gegenüber. Das Chaos im Kopf scheint immer größer zu werden und nicht mehr beherrschbar zu sein. Genau wie eine überlastete Elektroleitung scheinen auch unsere Nerven »durchzubrennen«. Von diesem Symptom rührt der Begriff »Burn-out-Syndrom« her. Der beruhigende Zweig des autonomen Nervensystems, der Parasympathikus, scheint wie gelähmt und nicht mehr in Aktion zu sein.

Was in dieser Situation gebraucht wird, finden Sie im Yoga. Die Basis und sozusagen die »Erste Hilfe« bilden die Asanas, mit deren Unterstützung Sie schon bald wieder verlässlichen Boden unter ihren Füßen spüren werden. Mithilfe der Atemübungen wird es Ihnen gelingen, das Nervensystem zumindest für den Moment zu beruhigen und nach und nach wieder Ordnung in das Zusammenspiel von Sympathikus (aktivierend) und Parasympathikus (beruhigend) zu bringen.

Einen besonderen Stellenwert haben die Konzentrations- und Meditationsübungen. Mit ihrer Hilfe kommen Sie zur Ruhe, können wieder die notwendigen Prioritäten erkennen und die Kraft entwickeln, diese Erkenntnisse auch umzusetzen. Vor allem die Meditation bringt Sie in Kontakt mit Ihren inneren Ressourcen und ermöglicht die Verbindung mit der Intuition, mit deren Hilfe Sie erkennen, was Sie in Ihrem Leben ändern müssen.

Übungsreihe bei Überforderung und Burn-out

1. Baum (*Vrkshasana*), siehe Seite 45

Affirmation: Ich vertraue in meine Wurzeln, in die Weisheit meines Körpers und meiner eigenen Natur.

2. Hund (*Adho Mukha Svanasana*), siehe Seite 57

Affirmation: Ich bin mir selbst treu und kann mich abgrenzen.

3. Halbmond (*Ardha Chandrasana*), siehe Seite 58

Affirmation: Ich öffne mich aus meiner kraftvollen Mitte heraus.

4. Panther *(Pundarikamasana)* siehe Seite 60

Affirmation: Nur im gesunden Wechsel von Anspannung und Entspannung erreiche ich meine Ziele.

5. Vorwärtsbeuge im gegrätschten Sitz (Variante von *Pashimottanasana*), siehe Seite 71

Affirmation: Eine gesunde Spannung hilft mir dabei, mich weiterzuentwickeln.

6. Atemübung: Wechselatmung (*Nadi Shodhana*), siehe Seite 105

Affirmation: Ich nehme Prana in mich auf und erlebe sie als weibliche und männliche Energie.

7. Yoga Nidra, siehe Seite 160

8. Visualisierung
- Setzen Sie sich aufrecht in den Fersen- oder Lotussitz. Richten Sie den Rücken gerade auf, legen Sie die Hände in Jnana Mudra (siehe Seite 69) in den Schoß und schließen Sie die Augen.
- Stellen Sie sich vor Ihrem inneren Auge eine Treppe vor, die Sie – während Sie von zehn bis eins zählen – Stufe für Stufe nach unten gehen. Stellen Sie sich dort einen idealen Entspannungsplatz vor und entspannen Sie sich einige Atemzüge lang tief.
- Stellen Sie sich in Ihrer Vorstellung unter einen sanften Wasserfall oder in den warmen Sommerregen. Stellen Sie sich vor, wie das Wasser alle Anspannungen

mit sich nimmt, wie Sie dadurch immer leichter und freier werden. Lassen Sie sich Zeit, bis das Wasser alles mitgenommen hat, was Sie nicht mehr brauchen.

- Stellen Sie sich vor, wie in Ihrem Inneren Ruhe und Ordnung einkehrt. Lassen Sie ein inneres Bild auftauchen, das diese Ordnung, diese klare Struktur symbolisiert: ein Schachbrett, einen klar gegliederten Bauerngarten, eine Schrankwand, in der alles ordentlich verstaut und an seinem Platz ist, oder Ähnliches.

- Stellen Sie sich vor, wie es um Sie herum ganz still wird und wie Sie diese Stille und Ruhe in sich spüren. Alles ist gut, alles ist in der richtigen Ordnung.

- Bleiben Sie eine Zeitlang bei diesen erholsamen Bildern und gehen Sie dann Ihre innere Treppe wieder nach oben, während Sie von eins bis zehn zählen. Öffnen Sie die Augen und strecken und dehnen Sie sich kräftig durch.

Musikempfehlung
Keith Jarrett: Köln Concert; Joseph Haydn; Wolfgang Amadeus Mozart; Trommelmusik, um akuten Stress abzubauen

Thema Energielosigkeit und Erschöpfung
In Zeiten besonderer körperlicher und/oder seelischer Beanspruchung ist es besonders wichtig, auf die inneren Ressourcen zurückzugreifen. Gerade dann nehmen wir uns allerdings häufig zu wenig Zeit dazu. Nutzen Sie die Möglichkeiten des Yoga, sich auf der körperlichen Ebene durch Körper- und Atemübungen neue Kraft zu holen, auf der emotionalen und mentalen Ebene durch Konzentration und Meditation. Bei starker körperlicher Erschöpfung ist es wichtig, erst einmal zur Ruhe zu kommen und dann zum Beispiel mit inneren Bildern zu arbeiten. Um emotionale Erschöpfung abzubauen, die durch zu intensive Gefühle, wie Trauer oder Angst und Sorgen, ausgelöst wurde, sollten Sie sich bewegen: Sport treiben, spazieren gehen oder intensiv Yoga üben. Achten Sie in Zeiten der Erschöpfung besonders auf eine yogagemäße Ernährung, die ein hohes Maß an Pflanzen, Nüssen und Obst enthalten sollte. Diese über der Erde wachsenden Nahrungsmittel bezeichnet die Ayurveda-Medizin (die eng mit dem Yoga verbunden ist) als Träger der Sattva-Energie, der lichtvollen lebensaufbauenden Kraft.

Das vorgeschlagene Übungsprogramm gilt gleichermaßen bei seelischer wie körperlicher Erschöpfung, Sie können es aber um entsprechende Übungen eher im körperlichen oder seelischen Bereich ergänzen.

Übungsreihe bei Energielosigkeit und Erschöpfung

1. Berg (*Tadasana*), siehe Seite 44
Affirmation: Ich stehe wie ein Fels in der Brandung und meistere mein Leben.

2. Kraftvoller Stand (*Utkatasana*), siehe Seite 49
Affirmation: Ich bin stark, ich bin stark, ich bin stark.

3. Vorwärtsbeuge im Stehen (*Uttanasana*), siehe Seite 47
Affirmation: Ich verbeuge mich vor dem Göttlichen in mir und in allem was lebt.

4. Krokodil (*Nakrasana*), siehe Seite 79
Affirmation: Ich nehme mich an, so wie ich bin, mit allen Licht- und Schattenseiten.

5. Schulterstand (*Sarvangasana*), siehe Seite 83
Affirmation: Mein Selbst erstrahlt wie ein Juwel in meinem Körper.

6. Fisch (*Matsyasana*), siehe Seite 80
Affirmation: Ich befreie mich aus allen Verstrickungen und aus aller Enge.

7. Schiefe Ebene (*Katikasana) siehe* Seite 77
Affirmation: Stärke und Mut füllen meine Körperzellen.

8. Atemübung: Bienensummen (*Bhramari-Pranayama*), siehe Seite 109

9. Yoga Nidra, siehe Seite 160
Wählen Sie als Sankalpa (siehe Seite 161) eine Formulierung wie beispielsweise: Ich spüre Lebenskraft und Lebensfreude in mir.

Musikempfehlung
Beschwingte Musik wie südamerikanische Tanzmusik; Walzer von Johann Strauss; Klaviermusik von Frédéric Chopin

Thema mangelnde Abgrenzung – nicht Nein sagen können

Die Unfähigkeit, Nein zu sagen und sich abzugrenzen hängt oft mit einer ungenügenden Zentrierung in der eigenen Mitte zusammen. Diese Konzentration und Zentrierung auf sich selbst ist keinesfalls egoistisch, sondern die Basis unserer seelischen und körperlichen Gesundheit. Das Immunsystem erteilt uns diesbezüglich eine wertvolle Lehre. Dringen gefährliche Erreger in den Körper ein und zögert die Abwehr auch nur eine kurze Zeit mit dem Nein, kann es bereits zu einer Überflutung des Organismus mit den schädlichen Angreifern kommen. So werden wir auf allen Ebenen aufgefordert, Stellung zu beziehen und uns zu entscheiden.

Diese Entscheidung können wir nur treffen, wenn wir bei uns selbst und nicht fremdbestimmt sind. Konzentrieren Sie sich auf den Körper – auch er bleibt nur in der Balance, wenn Sie auf beiden Beinen stehen und wenn die Wirbelsäule, die zentrale Achse des Körpers, gerade aufgerichtet ist. Wenn Sie lernen wollen, sich richtig abzugrenzen, sollten Sie den Konzentrations- und Meditationsübungen einen großen Stellenwert einräumen. Mit ihrer Hilfe können Sie leichter herausfinden, was Sie möchten und was gut für Sie ist. So wird es Ihnen vermutlich leichter fallen, diese Wünsche auch nach außen zu vertreten. Üben Sie sorgfältig und achten Sie mit besonderer Konzentration auf die Gefühle, die durch die einzelnen Übungen ausgelöst werden.

Übungsreihe bei mangelnder Abgrenzung

1. Kraftvoller Stand (*Utkatasana*), siehe Seite 49
Affirmation: Ich bin stark, ich bin stark, ich bin stark.

2. Dreieck (*Trikonasana*), siehe Seite 51
Affirmation: Ich bin stabil und fest verbunden mit meinem Körper, meinen Gefühlen und meinen Gedanken.

3. Heldenhaltung (*Virabhadrasana*), siehe Seite 55
Affirmation: Jede Aufgabe, die gemeistert wird, verstärkt Mut und Selbstvertrauen.

4. Heuschrecke (*Shalabhasana*), siehe Seite 90
Affirmation: Ich bin voller Kraft und Energie, voller Freude und Glück am Dasein.

oder **Rad (***Chakrasana***)**, siehe Seite 82
Affirmation: Ich bin erwacht – voller Energie – voller Begeisterung!

5. Haltung des Kindes (*Garbhasana***)**, siehe Seite 64
Affirmation: Ich ruhe in mir selbst.

oder **Bär** *(Rkshasasana) siehe* Seite 87
Affirmation: Ich pflege mein inneres Kind.

6. Schulterstand (*Sarvangasana***)**, siehe Seite 83
Affirmation: Neues Bewusstsein überflutet mein Gehirn.

und/oder **Kopfstand (***Sirshasana***)**, siehe Seite 66
Affirmation: Ich bin voller Kraft und Energie, voller Freude und Glück am Dasein.

7. Atemübung: Kreuzatmung, siehe Seite 105.

Musikempfehlung
Johann Sebastian Bach; Richard Wagner; Richard Strauss

Yoga Nidra – Tiefenentspannung und Tiefenpsychologie

Yoga Nidra wird als »schlafloser Schlaf« bezeichnet: Es handelt sich um einen Zustand zwischen Schlafen und Wachsein. Das Ziel ist ein bewusster Traumzustand, in dem die Ressourcen des Unbewussten für das tägliche Leben genutzt werden können. Yoga Nidra (der Yoga-Schlaf) kommt aus dem Tantra-Yoga (siehe Seite 18f.). In verschiedenen Schriften wird Yoga Nidra der fünften Stufe des Raja-Yoga nach Patanjali, dem Pratyahara, zugeordnet.

In der uns bekannten Form wurde diese Yoga-Form vor allem von *Swami Saraswati*, einem Schüler von *Swami Sivananda*, entwickelt. Nähere Informationen dazu finden Sie in den Büchern der Literaturliste am Ende des Buches.

Die Grundbausteine des Yoga-Nidra-Weges
- *Antar Mouna* – Reinigung von Gedanken und Gefühlen
- *Savasana*– Tiefenentspannung
- *Nyasa* – den Geist auf den Körper richten
- *Sankalpa* – Lösung/Auflösung

In weiteren Stufen folgen dann die Konzentration auf körperliche Erfahrungen wie Schwere, Leichtigkeit, Kälte, Wärme und so weiter sowie innere Reisen und Gedankenlenkung.

Antar Mouna bedeutet »Innere Stille«. Um zu dieser inneren Stille zu kommen, müssen wir erst einmal lernen, unsere Gedanken und Gefühle zu beobachten. So können wir uns von den dauernden Gedanken- und Gefühlswellen lösen, die unbewegt durch unseren Kopf jagen.

Die Tiefenentspannung wird durch *Savasana*, die Totenstellung, erreicht (siehe Seite 42).

Das Sanskrit-Wort *Nyasa* bedeutet »den Geist auf etwas richten«. In diesem Fall richten wir den Geist auf die einzelnen Körperteile und intensivieren dadurch den Energiefluss. Ziel ist es, unsere Körper intensiv und bewusst mit dem Geist, mit der kosmischen oder göttlichen Energie zu verbinden.

Sankalpa bedeutet »Lösung« oder »Auflösung«. Mithilfe eines Wortes oder eines kurzen präzisen Satzes, der während Yoga Nidra gesprochen wird, können wir Verhaltensmuster auflösen, uns von Gewohnheiten lösen, Ziele erreichen, unsere Gesundheit verbessern und so weiter.

Das Sankalpa sollte positiv formuliert werden. Wenn Sie sich zum Beispiel von Ihrer Ungeduld lösen möchten, dann könnte das Sankalpa lauten: »Ich akzeptiere, dass alles seine Zeit braucht« oder »Alles geschieht im richtigen Moment«. Sie sollten sich etwas Zeit lassen, um einen solchen positiven Leitsatz zu formulieren. Es sollte schon beim ersten Mal ein positives Gefühl in Ihnen auslösen.

Das Sankalpa wirkt bereits, wenn Sie es das erste Mal aussprechen. Mit seiner Hilfe können wir die Dinge in unserem Leben ändern, die möglich sind, und lernen anzunehmen, was nicht zu ändern ist.

Wiederholen Sie diesen Satz während der nachfolgend beschriebenen Übung dreimal. Sie sollten Yoga Nidra wenn möglich einmal täglich üben und so lange bei Ihrem Sankalpa bleiben, bis es sich verwirklicht hat. Sollten Sie allerdings nach einigen Wochen das Gefühl haben, dass es nicht wirkt, müssen Sie darüber nachdenken, ob es wirklich den Kern Ihres Wunsches trifft oder ob Sie vielleicht zu viele Zweifel haben.

Wie Yoga Nidra wirkt

Im Zustand von Yoga Nidra befinden Sie sich auf der Alpha-Ebene (siehe Seite 144.) Auf dieser entspannteren Bewusstseinsebene sind Sie in Verbindung mit den Kräften des Unbewussten und Ihr Geist ist außerordentlich empfänglich für innere »Programmierungen«. Im Zustand von Yoga Nidra sind Sie besonders offen für die innere Stimme, Sie sind kreativer und inspirierter und können Antworten auf Ihre Fragen aus dem Inneren erhalten.

Durch Lenkung der Aufmerksamkeit auf Zustände wie: Schwere, Leichtigkeit, Wärme, Kälte, Schmerz oder Lust werden Gehirnbereiche stimuliert, die für diese Art von Wahrnehmungen zuständig sind. Tauchen entsprechende Situationen in der Realität auf, können Sie leichter damit umgehen, weil sie dem Gehirn bereits vertraut sind.

Yoga Nidra unterstützt aber auch die Erweiterung des Bewusstseins in transpersonale, spirituelle Ebenen – so als würden wir ein Fenster öffnen in andere Räume und Dimensionen.

Anleitung zum Yoga Nidra

- Formulieren Sie ein Sankalpa (siehe Seite 161), das Sie im Verlauf der Übung mehrmals wiederholen, oder bitten Sie Ihre Intuition, Ihnen während der Yoga-Nidra-Übung den richtigen Satz mitzuteilen.
- Suchen Sie sich einen ruhigen Platz, an dem Sie ungestört sind, dunkeln Sie den Raum etwas ab und legen Sie eine Decke bereit, falls es Ihnen kalt wird.
- Finden Sie eine bequeme Position, in der Sie eine längere Zeit liegen können, ohne sich bewegen zu müssen.
- Schließen Sie die Augen und atmen Sie ein paar Mal tief aus, lassen Sie sich dabei noch etwas tiefer in die Unterlage einsinken.
- Ihr ganzer Körper befindet sich in einem Zustand der Entspannung. Seien Sie sich bewusst, dass Sie Yoga Nidra üben. Werden Sie sich Ihres ganzen Körpers bewusst, von den Füßen bis zum Kopf.
- Lassen Sie Ihr Sankalpa vor Ihrem inneren Auge auftauchen.

- Wiederholen Sie im Inneren: »Ich bin mir meines Körpers und meines Geistes bewusst. Ich bin mir meines Körpers und meines Geistes bewusst. Ich bin mir bewusst, dass ich Yoga Nidra übe.«
- Sprechen Sie jetzt in Ihrem Geist die einzelnen Körperteile an. Durch die verstärkte Aufmerksamkeit wird in diesem Teil Ihres Körpers der Energiefluss intensiviert und die Bewusstheit erhöht.
- Beginnen Sie mit dem rechten Daumen und sprechen Sie im Inneren:
- »Rechter Daumen, Zeigefinger, Mittelfinger, Ringfinger, kleiner Finger, Handfläche, Handrücken, Handgelenk – die ganze rechte Hand.«
- »Rechter Unterarm, Ellbogen, Oberarm, Schultergelenk, Schulter, Achselhöhle – der ganze rechte Arm, die rechte Schulter.«
- »Rechte Seite des Brustkorbs, Rippen, Taille, Hüfte, Hüftgelenk, Becken.«
- »Rechter Oberschenkel, Knie, Unterschenkel – das ganze rechte Bein.«
- »Rechtes Fußgelenk, Fußrücken, großer Zeh, zweiter Zeh, dritter Zeh, vierter Zeh, kleiner Zeh, Fußsohle – der ganze rechte Fuß.«
- »Die ganze rechte Seite – die ganze rechte Seite.«
- Lenken Sie die Aufmerksamkeit zum linken Daumen und sprechen Sie im Inneren:
- »Linker Daumen, Zeigefinger, Mittelfinger, Ringfinger, kleiner Finger, Handfläche, Handrücken, Handgelenk – die ganze linke Hand.«
- »Linker Unterarm, Ellbogen, Oberarm, Schultergelenk, Schulter, Achselhöhle – der ganze linke Arm, die linke Schulter.«
- »Linke Seite des Brustkorbs, Rippen, Taille, Hüfte, Hüftgelenk, Becken.«
- »Linker Oberschenkel, Knie, Unterschenkel – das ganze linke Bein.«
- »Linkes Fußgelenk, Fußrücken, großer Zeh, zweiter Zeh, dritter Zeh, vierter Zeh, kleiner Zeh, Fußsohle – der ganze linke Fuß.«
- »Die ganze linke Seite – die ganze linke Seite.«
- Richten Sie Ihre Aufmerksamkeit nun auf die Körperrückseite:
- »Fersen, Rückseite der Unterschenkel, Kniekehlen, Oberschenkel, Gesäß.«
- »Unterer Rücken, oberer Rücken, Schulterblätter.«
- »Rückseite der Oberarme, Ellbogen, Unterarme, Hände.«
- »Nacken, Hinterkopf, Scheitel.«
- »Die ganze Körperrückseite – die ganze Körperrückseite.«
- Schließlich konzentrieren Sie sich auf die Körpervorderseite und dann auf den gesamten Körper:

- »Stirn, Augenbrauen, Augen, Augenlider, Oberkiefer, Nase, Oberlippe, Unterlippe, Kinn – der ganze Kopf, das ganze Gesicht.«
- »Hals, Schulterbereich, Vorderseite der Oberarme, Ellbogen, Unterarme, Hände.«
- »Vorderseite des Brustkorbs, Oberbauch, Nabel, Unterbauch.«
- »Vorderseite der Oberschenkel, Knie, Unterschenkel, Füße.«
- »Die ganze Körpervorderseite – die ganze Körpervorderseite.«
- »Der ganze Körper – der ganze Körper.«
- Wiederholen Sie abschließend dreimal Ihr Sankalpa. Es wird jetzt von allen Körperzellen aufgenommen und beginnt bereits zu wirken.

Um sich aus dieser tiefen Entspannung zu lösen und Yoga Nidra zu beenden, atmen Sie bewusst tief ein, bis sich ein befreites Aufatmen oder Gähnen einstellt. Bewegen Sie langsam Füße, Hände und dann den ganzen Körper. Drehen Sie den Kopf zu beiden Seiten und strecken Sie sich ausgiebig, bevor Sie sich aufsetzen.

Yoga und Musik

Kirtans und Bhajans, die heiligen Gesänge Indiens, spielen vor allem im Bhakti-Yoga, dem Yoga der hingebungsvollen Liebe, eine große Rolle, um mit dem Objekt der Anbetung in Kontakt zu kommen.

Nada-Yoga

Nada-Yoga, der Yoga des Klangs, beschäftigt sich in besonderer Weise mit der Verbindung von Yoga und Musik. Nada wird in vier verschiedene Stufen unterteilt, die sich in Frequenz, Feinheit und Stärke unterscheiden: der normale hörbare Klang, der mentale Klang, der visualisierte Ton und der transzendente Ton. Dabei konzentriert man sich zunächst auf einen äußeren hörbaren und im Verlauf der Übungspraxis immer mehr auf den nicht mehr hörbaren inneren Ton. Dabei werden in der fortgeschrittenen Nada-Yoga-Praxis bestimmte Mudras (Haltungen), Bandhas (Verschlüsse) und Pranayamas (Atemübungen) eingesetzt.

Einen speziellen Raum in der indischen Yoga-Praxis nehmen die Ragas ein. *Rag* bedeutet »Leidenschaft«; Ragas bringen Gefühle und Emotionen hervor und intensivieren, beziehungsweise harmonisieren sie. Die einzelnen Ragas, die den jeweiligen Jahres- und Tageszeiten zugeordnet werden, beziehen sich auf Schönheit, Mut, Angst, Erhabenheit, Entsagung, Freude, Harmonie und so weiter. Die Noten dieser sehr farbigen indischen Musik stehen jeweils unter dem Schutz einer bestimmten Gottheit.

Den inneren Ton hören
- Setzen Sie sich aufrecht an einen völlig stillen Platz.
- Wählen Sie ein ruhiges Musikstück (beispielsweise Flöte oder Harfe), das etwa 10 bis 15 Minuten dauert.
- Konzentrieren Sie sich dabei auf einen Punkt im Inneren Ihres Kopfs (etwa den Kreuzungspunkt zwischen Drittem Auge und Scheitelmitte).
- Wiederholen Sie das Hören dieses einen Musikstücks möglichst täglich ein- bis zweimal, immer mit der höchsten Konzentration.
- Nach und nach werden Sie immer feinere Töne hören, die scheinbar von innen kommen. Verändern Sie dann Ihre Meditation und konzentrieren Sie sich auf das Hören dieses inneren Tons.
- Lassen Sie sich Zeit dafür, es kann etwas dauern, bis Sie das Gefühl haben, einen inneren Ton zu hören. Praktizieren Sie dann die Übung eine Weile ohne Musik, nur in der Konzentration auf diesen inneren Ton.

Achtung: Diese Übung sollte nicht ohne Anleitung gemacht werden, wenn Sie unter Tinnitus leiden.

Wie Musik wirkt

Unzählige wissenschaftliche Untersuchungen haben gezeigt, welche Wirkung Klänge und Musik auf den Menschen haben. Musik wirkt durch Rhythmus, Melodie und Harmonie. Die biophysische Schwingung der Töne überträgt sich auf den Körper. Dadurch kommt es unter anderem zu:
- Anregung oder Beruhigung des Herz-Kreislauf-Systems
- Anregung oder Beruhigung anderer vegetativer Funktionen wie Atmung oder Verdauung
- verbesserter Konzentration
- positiver Beeinflussung von Schmerzzuständen

- verbesserter Heilung
- Ordnung und Strukturierung auf der Zellebene
- Unterstützung der neurologischen Rehabilitation, Verminderung der notwendigen Dosis von beispielsweise Narkose- und Schmerzmitteln

Da der Hörsinn direkt mit dem limbischen System verbunden ist, in dem unsere Gefühle verarbeitet werden, haben Töne und Musik eine besonders starke psychische Wirkung. Sie zeigt sich unter anderem in der Beeinflussung und Veränderung von Gefühlen (beispielsweise Trost in einem Trauerfall), der Hervorbringung von Erinnerungen, der Auflösung von emotionalen Blockaden (beispielsweise durch Abbau von Spannungen durch rhythmische Musik) sowie in der Aufrufung von ordnenden Kräften in der Seele.

Musik verändert das Bewusstsein und kann den Menschen für transpersonale Erfahrungen öffnen. In allen alten Kulturen wurde Musik eingesetzt, um mit dem Göttlichen in Kontakt zu kommen. So ist zum Beispiel in Indien die Flöte ein Symbol dieser Verbindung. Eine Schöpfungsgeschichte erzählt, dass Gott die Menschen mithilfe des Flötenklangs auf die Erde gelockt habe. So fühlen sie sich durch den zauberhaften Klang dieses Instruments zeitlebens an ihre innere Heimat erinnert.

Darüber hinaus hat die Musik eine soziale Funktion, die beispielsweise auch in Yoga-Gruppen wirksam wird. Dabei stärkt Musik das Gefühl des Zusammenhalts und hilft bei der Lösung von Konflikten; man kann sich leichter wieder auf den gemeinsamen Ton »einstimmen«.

Zwei spezifische Musikrichtungen scheinen das Wohlbefinden und die Entspannung des Gehirns besonders zu fördern: einerseits Instrumentalmusik aus dem Barock (Bach, Händel, Vivaldi, Pachelbel) und andererseits die Musik der Klassik (Mozart, Haydn, Gluck und der frühe Beethoven). Diese Musik kann sehr gut in die eigene Yoga-Praxis integriert werden, zum Beispiel zur Einstimmung auf die Yoga-Übungen oder zur Konzentration. Die Asanas selbst werden in der Regel ohne Musik oder begleitende Töne geübt. Sie können aber zwischendurch eine Yoga-Sequenz mit ruhig fließender Musik verbinden, um herauszufinden, wie die Kombination von Körperübungen und Musik auf Sie wirkt.

Die sieben heilenden Laute des Yoga

Diese Übung beruht auf der Erkenntnis, dass jeder Ton im menschlichen Körper schwingt und dort eine Veränderung hervorruft. Die Schwingungen der einzelnen Vokale korrespondieren spürbar mit bestimmten Körperbereichen, auf den sie besonders stark harmonisierend und energetisierend wirken. Sie können diese Wirkung unterstützen, indem Sie sich in diesem Bereich den Fluss der Energie besonders deutlich vorstellen. Im Fall eines körperlichen Symptoms können Sie mit diesen Vokalen die eigene Heilungsenergie intensivieren und an die entsprechende Körperstelle lenken.

Wählen Sie dazu als Unterstützung Farben. Sie können zum Beispiel *U* mit Rot verbinden, *O* mit Gelb, *A* mit Grün, *E* mit Hellblau, *I* mit Dunkelblau und *Om* mit Violett. Die Farbschwingungen unterstützen den entsprechenden Ton. Wenn es Ihnen leichter fällt, können Sie auch alle Töne mit den Heilfarben Grün oder Violett verbinden.

Chakra-Energetisierung
- Setzen oder stellen Sie Sich aufrecht hin und tönen Sie jeden Vokal.
- Beginnen Sie mit einem tiefen *U* und kommen Sie dann zu einem tiefen Bauchlaut, den ich nur etwas ungenau mit *AOh* beschreiben kann, ähnlich dem Laut eines Tieres – es muss also gar nicht schön klingen, wichtig ist, dass Sie den Ton tief in Ihrem Unterbauch spüren.
- Lassen Sie die Stimme langsam höher werden, bis Sie zu einem hohen *I* kommen.
- Tönen Sie anfangs jeden Vokal dreimal, steigern Sie dann auf siebenmal. Durch die Wiederholung wird Ihnen die Wirkung sehr viel deutlicher werden.

Ton-Wirkung auf ...	
U-Vibrationen	Unterleibs- und Ausscheidungsorgane
AOh- und O-Vibrationen	Beckenorgane, Bauchorgane, Sonnengeflecht, vegetatives Nervensystem
A-Vibrationen	Organe im Brustkorb, Herz, Lunge
E-Vibrationen	Hals, Kehlkopf, Schilddrüse
I-Vibrationen	Kopf, Gehirn, Nervensystem
Om-Vibrationen	den ganzen Körper

Verbinden Sie die Vokale mit den nachfolgend beschriebenen Übungen. Das jeweilige Chakra, auf den der Vokal wirkt, ist ebenso angegeben wie die Seite, auf der Sie die genaue Beschreibung der Haltung finden. Wiederholen Sie den Vokal siebenmal und nehmen Sie sich Zeit zum Nachspüren. Diese Übungsreihe der heilenden Laute eignet sich gut, um den Tag zu beginnen.

U – Wurzel-Chakra

- zugehörige Übung: Kraftvoller Stand (Utkatasana), siehe Seite 49
- Standhaltung einnehmen, Füße parallel, die Arme seitlich über den Kopf strecken, Handflächen aneinander legen
- Knie und Hüften beugen, Fersen bleiben am Boden
- Blick gerade nach vorne, Rumpf und Arme kraftvoll nach oben strecken, dabei siebenmal ein tiefes *U* tönen
- Übung auflösen, Beine strecken, Arme senken

AOh – Sakral-Chakra

- zugehörige Übung: Vorwärtsbeuge im Sitzen (Paschimottanasana), siehe Seite 73
- Sitzhaltung mit ausgestreckten Beinen auf den Boden, die Zehen zum Körper herangezogen
- einatmend die Arme nach oben dehnen, ausatmend langsam mit geradem Rücken nach unten kommen, der Kopf bleibt zwischen den Armen und in Verlängerung der Wirbelsäule, die Dehnung kommt aus der Lendenwirbelsäule
- mit geradem Rücken Richtung Knie kommen, die Hände umfassen die Unterschenkel, Brustbein wird zu den Beinen gedehnt, Kopf gerade (in Verlängerung der Halswirbelsäule), Nacken lang gedehnt, Blick geht zu den Füßen, dabei ein tiefes *AOh* tönen.
- mit geradem Rücken aufrichten

O – Solarplexus

- zugehörige Übung: Tänzerin (Natarajasana), siehe Seite 53
- Standhaltung einnehmen, das Gewicht abwechselnd auf den rechten und linken Fuß verlagern
- linkes Bein anwinkeln und mit der linken Hand den Fuß zum Gesäß heranziehen
- zwei Atemzüge halten, dann das Bein nach hinten oben dehnen

- einatmend aus der Körpermitte heraus den rechten Arm nach oben dehnen, Handfläche schaut nach vorne, Blick wird nach vorne gerichtet (oder einen Punkt auf dem Boden fixieren), dabei ein *O* tönen
- Arm senken und Bein zurückstellen

A – Herz-Chakra
- zugehörige Übung: Dreieck (Trikonasana), siehe Seite 51
- in die Grätsche gehen, rechten Fuß 90 Grad nach außen drehen, linken Fuß im 45-Grad-Winkel dazustellen
- Hände vor der Brust falten und einatmen, ausatmend Arme nach oben strecken, das rechte Knie dabei beugen, den Oberkörper so weit wie möglich nach hinten beugen und dabei *A* tönen
- Übung auflösen, Arme senken, aufrichten und in die Standhaltung zurückkommen

E – Hals-Chakra
- zugehörige Übung: Halbmond (Ardha Chandrasana), siehe Seite 58
- in den Kniestand kommen, das rechte Bein nach vorne aufstellen, Fuß ist unter dem Knie, das linke Bein nach hinten strecken, Fuß ruht auf dem Fußrücken
- so weit wie möglich mit dem Körper zum Boden hinunter kommen, der Körperschwerpunkt ist in der Mitte, Gewicht auf beiden Beinen gleich verteilt
- Hände vor der Brust falten und einatmend nach oben strecken, dabei den Blick leicht nach oben richten
- ausatmend die Arme und den Oberkörper zurückbeugen, nach oben schauen und dabei *E* tönen
- Übung auflösen, zur Mitte kommen

I – Stirn-Chakra
- zugehörige Übung: Kobra (Bhujangasana), siehe Seite 88
- in die Bauchlage kommen, die Hände neben den Kopf legen, Ellbogen zeigen etwas nach außen
- mit dem Einatmen den Oberkörper heben, Schambein bleibt fest zum Boden gedrückt, Bein- und Pomuskeln bleiben angespannt
- Die Ellbogen eng zum Körper heranholen und Arme durchstrecken, Oberkörper so weit heben, bis die Arme gestreckt sind, Brustbein heben

- Blick nach vorne richten und darauf achten, dass der Nacken lang bleibt, dabei ein *I* tönen
- Übung auflösen und ablegen

Om – Scheitel-Chakra
- in den Fersensitz oder in eine Lotusposition kommen, Rücken aufrichten, Hände auf die Oberschenkel, Daumen und Zeigefinger aneinander legen
- Blick senken und in der Vorstellung nach innen richten und ein *Om* tönen

Yoga – jeden Tag

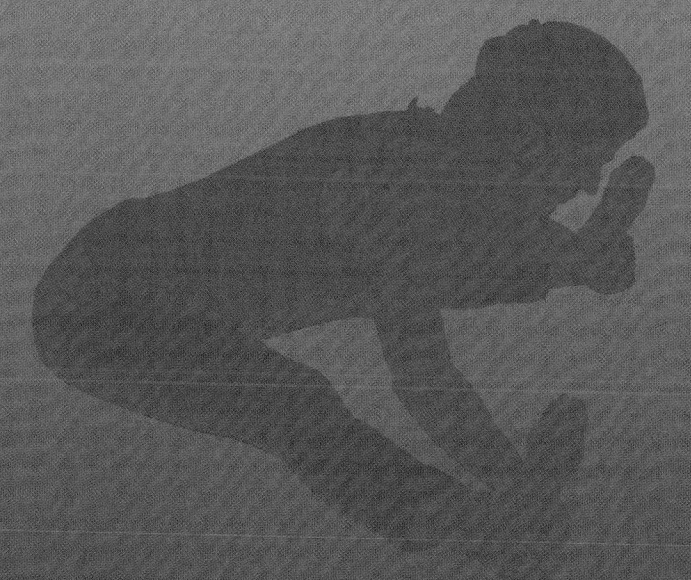

Yoga – jeden Tag

Yoga sollte immer mehr von der Übungspraxis zur Lebenshaltung werden. Sie finden in diesem Kapitel kleine Übungen und Tipps, mit denen Sie den Alltag einfacher und stressfreier gestalten können.

Atemübungen im Alltag

Lenken Sie Ihre Aufmerksamkeit immer wieder auf den Atem, wenn Sie an der Kasse anstehen oder im Stau stecken, wenn Sie ein unangenehmes Gespräch zu führen haben oder wenn Sie Schmerzen empfinden. Sie werden sofort ruhiger werden. Beobachten Sie einfach nur das Ein- und Ausatmen und vertiefen Sie gegebenenfalls das Ausatmen, wenn Sie sich entspannen wollen.

Gähnen Sie regelmäßig; öffnen Sie Mund und Rachen weit, und ahmen Sie ein tiefes Gähnen nach, rollen Sie die Zunge nach hinten und drücken Sie die Zungenspitze an den weichen Gaumen, bis der körpereigene Gähnreiz einsetzt. Gähnen versorgt Ihr Gehirn sofort mit frischem Sauerstoff.

Konzentration im Alltag

Stellen Sie sich vor, die ständig wechselnden Gedanken sind wie ungebetene Gäste, die Ihr Haus betreten, und die Sie durch die Hintertür wieder hinausschicken. Irgendwann wird der Gedankenstrom versiegen.

Schweigen Sie öfter mal während des Essens und lesen Sie auch nicht dabei. Damit erleichtern Sie Ihrem Körper die Verdauungsarbeit, weil er sich nicht gleichzeitig auf mehrere Dinge konzentrieren muss.

Halten Sie sich möglichst viel in der Natur auf – sie ist die wichtigste Quelle der äußeren und inneren Stille. Betrachten Sie so oft wie möglich den nächtlichen Sternenhimmel. Suchen Sie sich einen Stern aus, zu dem Sie eine Affinität verspüren, und kommen Sie mit ihm in Kontakt. Vielleicht hat dieser Stern Ihnen etwas zu sagen. In gleicher Weise können Sie mit Bäumen, Blumen oder Tieren vorgehen.

Yoga Nidra im Alltag

Werden Sie mindestens einmal am Tag völlig still und lenken Sie Ihre Aufmerksamkeit in den Körper. Nehmen Sie sich verschiedene Körperteile vor, die Sie öfter mal »besuchen«: Ihre Hand, Ihren Fuß, den Bauch oder den Rücken.

Tipps zum Stressabbau

Auch wenn Ihnen manche der nachfolgenden Vorschläge banal erscheinen, sollten Sie sich doch Zeit dafür nehmen. In besonders angespannten Lebenssituationen vergessen wir bekanntlich oft das am nächsten Liegende. So halten wir zum Beispiel in diesen Momenten den Atem oft an, statt tief durchzuatmen und uns damit Luft und Raum zu verschaffen.

- Entspannen Sie mehrmals täglich bewusst die Schultern und stellen Sie sich dabei vor, wie Sie sich in den Schultern los- und im Becken niederlassen.
- Stellen Sie sich vor, wie Ihre Schulterblätter zum Boden »fließen«, als seien sie weich und beweglich.
- Arbeiten Sie mit der Kraft der inneren Bilder, »ankern« Sie in Ihrem Gehirn entspannende oder anregende Bilder für jede Lebenssituation: beispielsweise eine ruhige Wasseroberfläche, einen stillen Bergsee, einen hohen Berggipfel oder einen großen starken Baum.
- Ankern Sie Mut machende Bilder wie einen Löwen, rote Farbe oder einen intensiven Sonnenaufgang.
- Stellen Sie sich eine Yoga-Übung vor Ihrem inneren Auge vor, die Ihnen guttut, Sie energetisiert oder beruhigt. Bis zu 80 Prozent der realen Energie kann bereits durch eine intensive Vorstellung bereitgestellt werden!
- Sorgen Sie für kleinere und größere Auszeiten, halten Sie einen Lebensrhythmus ein, der Ihnen guttut. Dazu müssen Sie wahrscheinlich öfter mal zu Vorschlägen und Erwartungen Anderer »Nein« sagen. Ankern Sie ein positives »Nein-Bild« mit einer entsprechenden Affirmation.

- Entschleunigen Sie Ihr Leben, lassen Sie sich Zeit für Glücksmomente, wie ein Baby zu betrachten oder eine schöne Blume.
- Denken Sie daran, dass Sie nach jeder Anspannung eine Entspannung brauchen: je länger das eine, desto länger auch das andere.
- Legen Sie Daumen, Zeigefinger und Mittefinger aneinander, wenn Sie sich besonders konzentrieren möchten. Dieser Energiekreis (mit einer oder beiden Händen ausgeführt) hilft Ihnen blitzschnell, sich zu konzentrieren.
- Und nicht zuletzt: Denken Sie positiv und betrachten Sie das Leben öfter einmal von der humorvollen Seite – vor allem über sich selbst lachen zu können, tut gut.

Tipp: Erste Hilfe bei Stress

- Wenn Sie sehr zerstreut und nervös sind, zählen Sie Ihre Atemzüge, bis Sie ruhiger werden. Lassen Sie sich nicht ablenken beziehungsweise kommen Sie geduldig zum Zählen zurück.
- Lassen Sie den Oberkörper kurz nach unten sinken, pendeln Sie die Arme aus und atmen Sie mehrmals hörbar (wenn das nicht möglich ist, unhörbar) mit *UUUhhh* oder einem tiefen Stöhnen aus.
- Stellen Sie sich aufrecht hin, lassen Sie bewusst die Schultern sinken und drücken Sie abwechselnd den rechten und den linken Fuß kräftig zu Boden.
- Stellen Sie sich vor, wie Sie beim Ausatmen den Atem durch den Körper nach unten sinken lassen. Stellen Sie sich vor, wie Sie dann über die Fußsohle in die Erde hinein ausatmen. Nicht aufgeben, wenn es nicht sofort gelingt!

Anfänger-Programm für vier Wochen

Bei diesem Programm wird von einer Übungsdauer von täglich 15 bis 20 Minuten ausgegangen. Je nachdem, wie lange Sie in einer Übung bleiben und wie lange Sie sich Zeit für Konzentrations- und Meditationsübungen nehmen, kann die Zeit verlängert werden.

Sie finden bei der jeweiligen Übung eine Angabe, auf welcher Seite im Buch Sie die genaue Beschreibung der Übung finden.

Denken Sie daran: Es ist besser, wenige Übungen konzentriert zu machen, als viele Übungen mechanisch. Mit einiger Erfahrung können Sie dann Ihr eigenes Übungsprogramm zusammenstellen.

Dritte Woche	Seite	Vierte Woche	Seite
1. Yoga-Entspannung (Savasana) oder Aktive Entspannung, wenn Sie morgens beginnen	42	1. Yoga-Entspannung (Savasana) oder morgens mit Aktiver Entspannung beginnen	42
2. Berg	44	2. Berg	44
3. Dreieck	51	3. Dreieck	
4. Handwurzel-Kräftigung, Finger-Training	35	4. Brustkorb-Arm-Dehnung	51
5. Heldenhaltung	55	5. Tänzerin	53
6. Vorwärtsbeuge im Stehen	47	6. Vorwärtsbeuge im Stehen	47
7. Halbmond	58	7. Heuschrecke	90
8. Beinstreckung mit Gurt	33	8. Kobra	88
9. Vorwärtsbeuge im Sitzen	71	9. Schulterstand	83
10. Krokodil	79	10. Basisübung für die Schultern	34
11. Schulterstand	83	11. Fisch	80
12. Yoga-Atmung	101	12. Haltung des Kindes	64
13. Sitzhaltung, dabei Finger-Mudra einnehmen (mit Mantra); Konzentration auf ein Wort – beispielsweise Frieden – mit kurzer Meditation	69	13. Sitzhaltung, Konzentration auf Om, dabei Anjali Mudra einnehmen	69
		14. Meditation	133ff.

Nachwort –
Ein Yoga-Märchen

Nachwort – Ein Yoga-Märchen

Am Ende des Buches möchte ich Ihnen noch eine Geschichte erzählen, die die Essenz von *Yoga jeden Tag* sehr anschaulich zusammenfasst.

In Indien lebte ein König, der zugleich ein Weiser war. Er beherrschte die Kunst der Meditation, während er gleichzeitig sein großes Reich regierte und dennoch seine innere Achtsamkeit nicht verlor.

Eines Tages fragte einer seiner Anhänger: »Wie ist es möglich, einen meditativen Zustand beizubehalten, während du mit so vielen weltlichen Dingen beschäftigt bist?«

Der König sagte: »Ich werde es Dir zeigen!« Er nahm ein Gefäß und goss Wein hinein, gab es dem Schüler in die Hand und sagte. »Wandere jetzt mit diesem Gefäß durch den ganzen Palast. Es gibt dort viele wunderbare Sehenswürdigkeiten, viele schöne Frauen, wertvolle Edelsteine, zauberhafte Musik, großartige Skulpturen und erlesene Bücher und Kunstwerke, die Du nie vorher gesehen hast. Halte dieses Gefäß, während du durch den Palast wanderst, ohne auch nur einen einzigen Tropfen des Inhalts zu vergießen. Dann komm zu mir zurück.«

Der Student, der seit langer Zeit Meditation praktizierte und trainiert war, seine Gedanken zu kontrollieren, dachte bei sich: »Das kann ich, aber ich muss besonders vorsichtig sein.« Und so fasste er den Entschluss, den Dingen um ihn herum keinerlei Aufmerksamkeit zu schenken. »Ich werde mich einfach nur auf das Gefäß konzentrieren, nichts wird mich dabei stören.«

Sehr langsam und sehr vorsichtig wanderte er durch den Palast, und weil er ein Student der Meditation war, gelang es ihm, diese Aufgabe zu erfüllen. Als er zum König zurückkam, sagte er mit einem gewissen Stolz: »Ich habe es geschafft. Heißt das, dass ich jetzt weiß, wie Meditation im Tun aussieht?« Mit einem Lächeln sagte der König: »Nein, das ist nur der erste Schritt. Geh jetzt zurück in den Palast, aber diesmal sollst Du jedes Detail aufnehmen und alles genießen – und denke daran: vergieße nicht einen einzigen Tropfen!«

Literaturverzeichnis

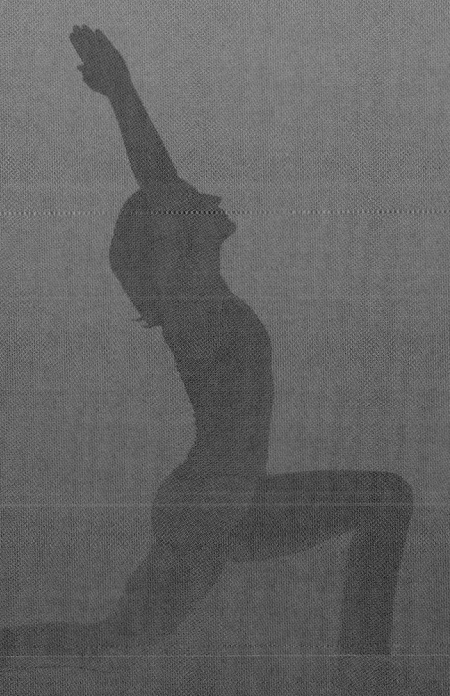

Literaturverzeichnis

Bhagavad–Gita: Der Gesang des Erhabenen. Hrsg. und übers. von M. von Brück. Verlag der Weltreligionen im Insel Verlag 2007

Patanjali: Das Yogasutra: Von der Erkenntnis zur Befreiung. Übers. von R. Sriram. Theseus Verlag 2008

Eliade, Mircea: Yoga – Unsterblichkeit und Freiheit. Suhrkamp Verlag 1985

Lindenberg, Wladimir: Yoga mit den Augen eines Arztes. Schikowski 1960

Lowen, Alexander: Bio-Energetik. Rowohlt 2002

Röcker, Anna Elisabeth: Yoga Kartenset. Theseus Verlag 2008

Röcker, Anna Elisabeth: Beckenboden. Das ganzheitliche Übungsprogramm. Hugendubel Verlag 2007

Röcker, Anna Elisabeth: Mit Yoga Nidra das Leben meistern. Via Nova Verlag 2007

Röcker, Anna Elisabeth: Beckenboden Training Kartenset. Hugendubel Verlag 2006

Röcker, Anna Elisabeth: Yoga – Der Weg zu innerer Harmonie und Gesundheit. Südwest Verlag 1997

Schmidt, Karl Otto: Selbsterkenntnis durch Yoga-Praxis. Drei-Eichen-Verlag 1983

Yesudian, Selvarajan/Haich, Elisabeth: Sport und Yoga. Drei-Eichen-Verlag, 36. Auflage 2005

Informationen zu Seminaren und Büchern:
www.annaroecker.de

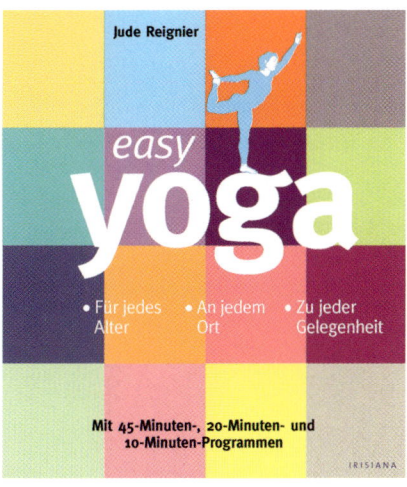

Jude Reignier

easy yoga

für jedes Alter, an jedem Ort, zu jeder Gelegenheit

128 Seiten, Broschur mit SU
ISBN 978-3-7205-5043-7

Dieses originell illustrierte und handliche Buch von Jude Reignier zeigt
21 Hatha Yoga-Übungen, die spielend leicht von jedermann nachgemacht
werden können und sich positiv auf den gesamten Körper auswirken.
Die Zeichnungen veranschaulichen die Ausführung der einzelnen Übungen
und zeigen zusätzlich, welchen Effekt diese auf die inneren Organe haben.
Der Schutzumschlag ist zugleich Übungsposter: Auseinander gefaltet zeigt
er übersichtlich und kompakt alle Übungsabfolgen für 10-, 20- und
30-minütiges Training.

IRISIANA

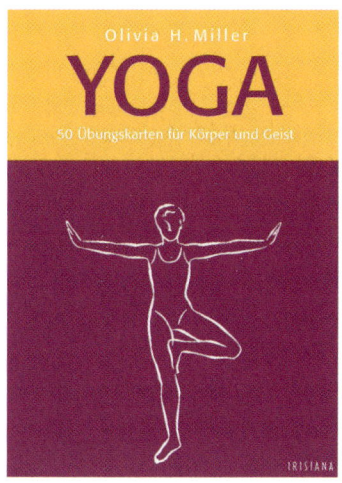

Olivia H. Miller

Yoga

50 Übungskarten für Körper und Geist

50 Karten + Leporello, Stülpbox
ISBN-13: 978-3-7205-2802-3

Für alle, die Yoga zu Hause üben möchten, bietet das praktische Kartenset
von Olivia H. Miller die Möglichkeit, ein persönliches Trainingsprogramm
ganz nach den individuellen Wünschen und Bedürfnissen zusammenzustellen.
Leicht verständliche Schritt-für-Schritt-Anleitungen zeigen, wie man
bestimmte Muskelpartien stärken, dehnen oder lockern und Abwechslung
in den Trainingsablauf bringen kann.

IRISIANA